むずむず脚のカラクリ

ウィリス・エクボム病の登場

◉

久米クリニック院長
久米明人

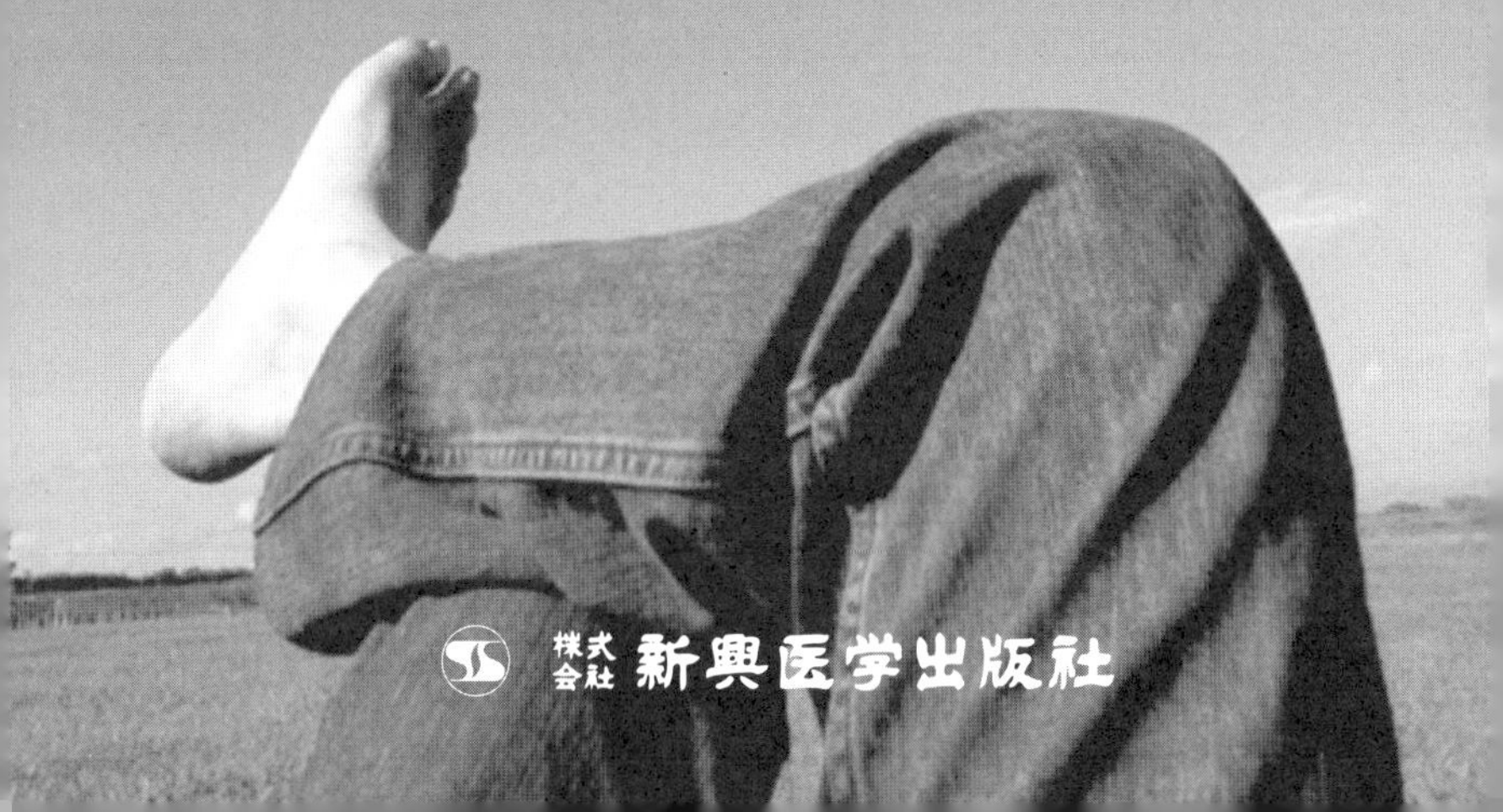

株式会社 新興医学出版社

INSIDE the RLS
How We Accepted the Restless Legs Syndrome
aka Willis-Ekbom Disease

Akito Kume

SHINKOH IGAKU SHUPPAN CO. LTD., TOKYO.

Printed & bound in Japan

まえがき―むずむず脚のカラクリを解くために

むずむず脚は正式にはむずむず脚症候群、あるいはウィリス・エクボム病と呼ばれる脳の病気である。頭も体もリラックスしているときにかぎって、脚の内部がむずむずしてじっとしていられなくなり、思わず脚を動かしてしまう。ひどくなると、むずむず脚のせいで睡眠や生活や仕事が妨げられる。軽症を含めると日本人の四%に認められるありふれた病気なのだ。

脚がかゆいとか、痛いとか、しびれるのならわかるが、脚がむずむずしてじっとしていられないとはどういう症状なのか?　患者ならずともそのカラクリを知りたいところである。しかしもっと知りたいのは、なぜ今になってむずむず脚が注目されるようになったのか?　なぜ今まで見過ごされてきたのか?　これからどう向き合えばよいのか?　それらのカラクリであろう。

むずむず脚が最近注目されるようになった最大の理由は、二〇一〇年に最初のむずむず脚症候群治療薬の製造販売が国から認可されたからである。これには二つの意味がある。一つは新しい治療薬を広めるために二〇一〇年から製薬企業が広報したり宣伝したりしたので、これまで病気と認識していなかった多くの患者や医療関係者が初めてむずむず脚の存在を知るようになったことである。もう一つは、国がむずむず脚症候群を健康保険で診断治療する正式な「病気」と認めてくれたことだ。国が「病気」に認定してくれたおかげで、患者は家族や友人に自信を持って脚の症状を話すことができ、医師も自信を持って診断して治療することができるようになった。こ

88002-842 JCOPY

のように、むずむず脚の世間一般への啓発と医療従事者への教育は二〇一〇年の治療薬認可をきっかけに製薬企業が主導する形で始められ、メディアや口コミで急速に広がり、一般に注目されるようになっていった。

さて、二〇一二年夏から国内で二つめのむずむず脚症候群治療薬が発売された。二〇一三年には三つめとなる新薬が登場の予定である。そしてこれからは、三つの製薬企業によるむずむず脚治療薬の宣伝合戦が展開されるであろう。その結果、一気にむずむず脚症候群の啓発が進み、国民の多くがこの病気の存在を知ることになるだろう。これまで病気とは知らずに一人で我慢してきた患者や症状を家族や友人に話しても理解してもらえなかった患者にとっては朗報である。一方で、欧米においてそうであったように、表面的な疾患啓発は患者以外の人たちにむずむず脚に対する偏見、誤解、混乱を広く噴出させるかもしれない。患者の家族や友人だけでなく、職場の同僚や上司、患者が子供の場合は担任の教師、あるいはかかりつけの医師や看護師でさえ、患者の訴える奇妙な症状を理解できずに素朴な疑問を抱くことだろう。

むずむず脚は本当に病気なのか？

いったん疑問を抱いた人へこの病気の深刻さを伝えるには、製薬企業による広報や宣伝の情報だけでは不十分である。たとえ専門的な医学書で病気のメカニズムを解説したとしてもすべての疑問を拭えないだろう。なぜなら疑問を抱く本当の理由は、彼らがむずむず脚を病気と受け入れる心の準備をただちにはできないことなのだから。このような混乱は、実際に七年前の欧米社会で認められた。しかし現在ではむずむず脚が重要な健康問題として広く理解されるに至っている。

そこへ到達するまでには、地道なむずむず脚の啓発活動があり、患者と支援する医師による偏見との戦いがあった。この欧米社会が経験した「むずむず脚受容化」現象を見直すことで、これから日本でむずむず脚と直面する人たちへ心の準備を提供することができるかもしれない。無用な誤解や偏見を防止できるかもしれない。そう考えて、本書の前半に欧米で繰り広げられたむずむず脚にまつわる話を集めてみた。そして後半にはむずむず脚の問題点とその対策をまとめた。こうして内と外からむずむず脚のカラクリを解いてゆくことにした。

むずむず脚症候群は欧米でレストレスレッグス（じっとしていられない脚）・シンドローム（症候群）と呼ばれてきた。英語で書くとRestless Legs Syndromeなので、略してＲＬＳと呼ばれることも多い。それではレストレスレッグス・シンドローム、ＲＬＳのカラクリから話を始めよう。

目次

第2章 むずむず脚症候群……109

第1章　レストレスレッグス・シンドローム

1　ロージー・オドンネル事件

あえて「事件」と呼んだが、当時アメリカの患者にとってはそのくらいインパクトの大きな出来事だった。二〇〇六年一二月一八日の月曜日のお昼前、クリスマス休暇を控えたアメリカで起きた話である。

アメリカの朝は一家のそれぞれが慌しく身支度をして朝食をとって学校や職場へと出かけてゆく。家族を送り出し、掃除や洗濯などの家事を一通り終えて、主婦が一息つけるようになると午前一一時になる。この時間帯にアメリカでもっとも人気のあるテレビ番組がABCテレビのニューヨーク・スタジオから生中継されるザ・ビューというワイドショーだ。女性ニュースキャスターの先駆者バーバラ・ウォルタースが総合司会を務め、傍らにこれらも著名な女性タレント三人を副司会者として配置し、その日その時にもっとも注目を集める話題を取り上げて、市民の視点から視聴者も交えて討論するトーク番組である。

二〇〇六年秋から副司会者の一人として活躍していたのがこの「事件」を引き起こしたロージー・オドンネルだ。彼女はコメディアンとして芸能活動を始め、次第にドラマや映画で俳優として活躍するようになり、さらにトークショーの司会者として成功を収めた人気タレントである。また、彼女は発展途上国の病気の子供たちを支援するチャリティー活動を主導するなど継続的な社会活動も広く評価され、二〇〇一年タイム誌によりもっとも影響力のあるアメリカ人二五人の一人に選ばれた国民的スターなのだ。

その彼女が一二月一八日の番組の中でRLSのことを取り上げた。そのときの様子がインターネット上の動画サイトで観られるので興味のある方はご覧いただきたい。だいたいこんな具合である。「ところで最近流行してきたのがレストレスレッグス・シンドロームよね（ゲストがうなずき、周囲はくすくす笑いを始める）。（カメラに向かって、医者のまねをしながら）居間でテレビを見ているとき、脚をじっとしていられないことはありませんか？ もしもそうなら、あなたはレストレスレッグス・シンドロームなのですよ（一同大爆笑）。これって製薬会社によって作り出された病気よね（一同うなずく）」

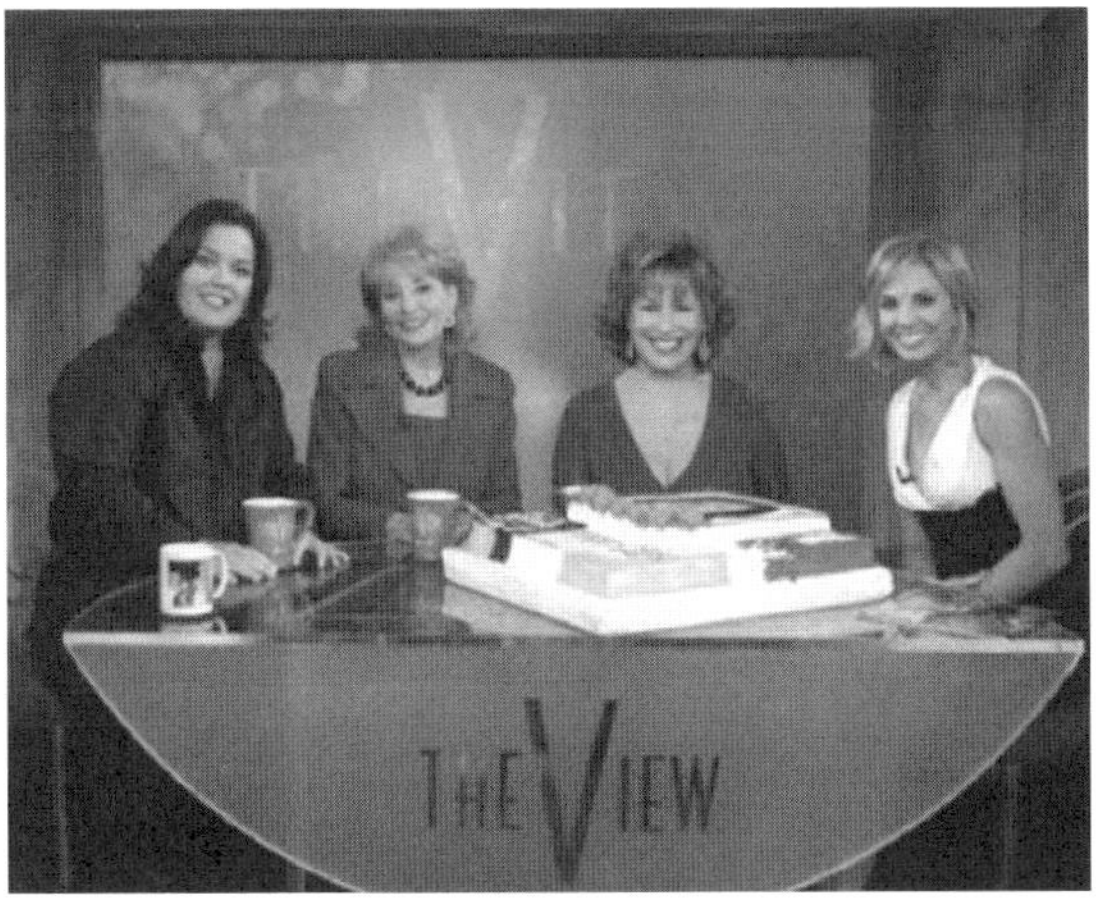

アメリカABCテレビ朝のワイドショー、ザ・ビューの2006年当時の司会者たち。中央左が総合司会のバーバラ・ウォルタースで、左端が事件を起こしたロージー・オドンネル。（http://popwatch.ew.com/2007/04/20/view_rosie_whoo/ より引用）

この放送にただちに反応したのはアメリカRLS財団ホームページの議論場、すなわち患者のチャットルームである。「今朝、ザ・ビューを観たらロージー・オドンネルがＲＬＳのテレビコマーシャルを笑いものにして、ＲＬＳは作られた病気だと言ってた。みんなで彼女とザ・ビューへメールを打って、どれほど多くの患者がこの病気で苦しめられているのか教えてやろうぜ」、「信じられない、ロージーには失望した」、「私はバーバラ・ウォルタースのほうへメールしたわ。彼女はいつも思いやりがあるから」、「ロージー・オドンネルこそ作られたタレントで虚像なんだ。だから俺は無視するよ」、「ここにいる全員がメールしなきゃダメだ。大規模な抗議があって初めて彼らは耳を貸すんだ。そして彼らの言ったことを引っ込めて、今度はこっちの啓発活動を手伝ってくれるかもしれない」、「僕はＡＢＣテレビとザ・ビューの全員にメールして言ってやった。ロージー・オドンネルは視聴者に受けたいだけの理由で我々のコミュニティーを取り上げて無教養かつ乱暴な態度で笑いものにした。我々に対して、彼女とその周囲の人間は正しい教育を受けてもらう責任がある」、「録画を見たけど、なんて無駄な放送が流されたのかしら。私はさらに二通の抗議のメールを書いています。明日は電話もかけるつもり。彼女は哀れな口を持っているのね」、「ザ・ビューについて一つ言えることは、そもそもこのショーから本当に知的なコメントを誰も期待していない」、「私はロージーに『私たちのシューズ』を履かせて二四時間歩かせてやりたいわ。彼女は想像もできないだろうけど…。ザ・ビューにメールで私のビュー（視点）を知らせてやるわ」、「あーったまにきたっ！本当に頭にきたぞ！　ここにいる皆が彼らに抗議しなきゃダメだ！」

怒った患者たちが、ここから全米の患者へ宛ててロージー・オドンネルとバーバラ・ウォルタースと番組のザ・ビューへ抗議のメールと手紙を送るよう呼びかけた。どのくらい多くの患者が呼応して抗議を入れたのかは不明だが、ザ・ビューのホームページ表紙にあったバーバラ・ウォルタースと副司会者のメール先が翌日には別のページに移動されており、抗議メールが殺到してサーバーがパンクしたために急遽局側が講じた措置ではないかと噂された。一人の患者が、ロージー・オドンネルがその後自身のブログに載せた「私は本当に知りませんでした。作られた病気だと思っていました」とのメッセージを紹介し、チャットルームにおける騒動は収束していった。

このとき、ある患者が掲示板へこう寄せていた。「僕は彼女へ抗議メールを書かないことに決めた。僕の抗議の内容が次の彼女の放送ネタに使われないようにするためだ。ザ・ビューの評価は、副司会者の彼女とともにこれから徐々に落ちてゆくと思うよ」。この患者の予想が的中したのかどうかは知らないが、ロージー・オドンネルは結局一年でザ・ビューの副司会者を降りた。

ともあれ、人気番組で国民的スターが発言した影響は大きい。もちろん彼女の失言のせいだけではないが、今も多くのアメリカ人がＲＬＳを製薬会社に作り出された病気と思い込んでいる。

2　レストレスレッグスの歌

　ボノといえば、アイルランドのロックグループU2の作詞家でボーカリストであり、アフリカ支援やエイズ撲滅の慈善活動によりノーベル平和賞にノミネートされた平和の伝道師でもある。英雄ボノに憧れるミュージシャンは数多いが、その中にイギリスのリバプール近郊を拠点とするロックグループ、ハーフマン・ハーフビスケットがある。ボノに憧れるあまり、「ボノさん、聴いてください」（Achtung Bono !）というタイトルのアルバムを二〇〇五年にリリースした。そのアルバムのトップを飾る曲が「レストレスレッグス」である。インターネットの動画サイトでハーフマン・ハーフビスケットによる「レストレスレッグス」のライブ演奏を聴くことができる。〝レッ・レッ・レッグス〟〝レッ・レッ・レッグス〟のリフレインが耳に残る軽快なロックミュージックだ。それにしても、プロのミュージシャンが病気を題材にしたコミカルな歌を作るものなのだろうか。やり切れない思いと同時に、一体何を目的にこのような歌を作ったのか本人たちに聞いてみたい気になった。写真で見る限り彼らは普通の格好をした青年たちであり、理解を超えるような雰囲気を持つグループではない。おそらく、普通の青年たちが名作のパロディや替え歌を作るような軽い乗りで、新しいアルバムのオープニング曲として作ったのだろう。

　しかし、普通の青年が病気を題材にしてコミカルな歌まで作るだろうか。たとえば、うつ病や認知症を題材に患者を笑いものにするような歌を作り、アルバムのトップに持ってくるだろうか。

そのようなことを実行しようと試みても、健全な社会では何らかのブレーキが掛けられるはずである。すなわち製作スタッフやレコード会社の指導により修正を余儀なくされ、病人を辱めるような作品は生まれてこないだろう。しかるにRLSでは、そのパロディソングが作られアルバムのトップを飾っているのである。これをどう考えればよいのか。答えは簡単だ。彼らは全員RLSを病気と思っていないか、たとえ病気としても深刻な問題とは考えていないのだ。一体どのような輩がこういう歌を作るのか、何か深い目的があるのか、なぜレストレスレッグスを選んだのか等々気になって、ハーフマン・ハーフビスケットのことを調べてみた。その結果、彼らだけに罪はない、医師にも責任の一端があると改めてこの疾患の啓発の重要性を考えるようになった。

ハーフマン・ハーフビスケットはイギリスの四人組みのロックバンドで一九八五年のレコードデビュー以来アルバム一三枚を発表しているベテランミュージシャンである。その特徴はボーカルのナイジェル・ブラックウェルの作る独特の歌詞にある。内容はイギリス大衆文化のパロディで、歌の中に地方のきわめてローカルな場所をふんだんに盛り込み、本やサッカーやテレビ番組のトリビアを題材に皮肉交じりのコミカルな詩を書いている。音楽評論家の言葉を借りれば、ナイジェル・ブラックウェルはイギリスきってのユーモア作詞家にして風刺作家であり、天分の才を持って事物を見抜き、イギリス現代文化の虚飾部分を記録にとめる作家でもあるそうだ。

彼らの生き方を示す二つのエピソードが知られている。一九八六年に彼らが最初に発表したシングルレコードはパンクロック後の新しい音楽を求める人々に大いに歓迎され、瞬く間にイギリスの独立系レコードチャートの第一位となった。ところが、続く二枚目のレコードもヒットチャートに上ったとき、ナイジェル・ブラックウェルは突如引退を表明した。理由は仕事が忙しくなったおかげで昼間のテレビ番組を観れなくなったからというものだった。そして以後四年間バンドは活動休止となったのである。もう一つのエピソードは新人でありながら好条件のテレビ出演を断った話だ。デビューシングルがヒットして世間の注目が集まった当時、テレビで生放送されている人気ロック番組への出演依頼が彼らの下へ来た。ちょうどその時間は彼らが応援している地元サッカーチームのトランミア・ローバーズの試合があったために、彼らはテレビ出演を断りサッカー観戦に出かけた。テレビ局から二回目の出演依頼が来たときも再びローバーズの試合と重なった。テレビ局は、今度はヘリコプターを用意してスタジオで演奏が終わったらただちにサッカー場へ送ってゆくと新人相手に破格の申し出をした。しかし、彼らはサッカー観戦を優先して再度テレビ出演を断ったのである。そもそも彼らはコンサートの日程をトランミア・ローバーズが地元を離れて遠征する日に合わせて組んでおり、地元から何日も離れなければならないようなコンサートツアーは行わず、地元から離れた町で単発のコンサートを開いたときは、終了後に毎回必ず自宅まで帰り、夜は自分のベッドで寝るというスタイルをかたくなに守っている。これらのエピソードからわかる彼らの生き方は成功を目指す生き方とは異なるもので、毎日好きな本を読んで好きなテレビを観て、夜は地元サッカーチームの試合に熱狂して、残りの時間で自分たちの音楽を楽しむというマイペースな生き方である。

欧米では昨今のＲＬＳ診療全体を非難する声がある。それはＲＬＳ治療薬の宣伝により過剰治療される危惧からであり、声を上げるのはいわゆる中産階級の知識人と目される人たちだ。それでは、ハーフマン・ハーフビスケットはＲＬＳ診療全体に対する批判の意味でこの歌を世に問うたのであろうか。それもあるのかもしれないが、私は単に最新アルバムの起爆剤として彼らが最近巻で話題を呼んでいるＲＬＳを使ったに過ぎないと考えている。言い換えれば、彼らはアルバムのトップバッターになる旬の題材を探していて、たまたまＲＬＳに遭遇したのだ。ではなぜ彼らの眼にとまったのか。いや、耳に残ったというべきか。それは私が教科書で初めてこの病名を見たときと同じ理由であろう。「Re-st Le-ss Le-gs」。ここには完璧な韻とリズムがあり、その奇妙な意味も絡んで、一度聞いたら二度と忘れられない病名である。この病名そのものの持つ力がボノを信奉する若いミュージシャンの感性を惹きつけたのであろう。

ナイジェル・ブラックウェルの書いた詩はＲＬＳを患う青年のありふれた日常を綴ったものである。ＲＬＳによって妨げられる睡眠やデートの様子など生活の一コマ一コマを軽快なリズムに乗せて歌い上げている。歌だけを聴いていればＲＬＳを応援する曲にも思えてくる。レストレスレッグスの歌も他意あってのことではなく、たまたま本やテレビで初めて知って特異な名前に新鮮な興味を持ったのだろう。しかしながら、ＲＬＳのことと患者のことが一般に広く正しく伝わっていればパロディのような歌は作られなかったはずである。

このような誤解や偏見を生まないためには一般の人にＲＬＳが医学的な問題であることを正しく啓発する必要があり、それは医師の役目なのだ。医師にも責任の一端があると言ったのは、こういう意味である。ハーフマン・ハーフビスケットの皆さんも、アルバムをボノさんに聴いて欲しいのなら、ボノさんのように世の人を助ける作品にしてくださいね。

3　病気ビジネス

二〇〇六年にこれまでRLSの啓発活動に尽力してきた医師や患者支援グループにとって戸惑うばかりの状況が訪れた。マスメディアからRLSは作られた病気、ディジーズ・モンガリング（disease mongering）との批判を受け始めたのだ。ディジーズ・モンガリングとは直訳すると「病気を商売にすること」、すなわち「病気ビジネス」である。一九九〇年代にジャーナリストのリン・ペイヤーにより最初に用いられた言葉で、病気の境界線を広げて医薬品の市場を拡大することを指している。よく引き合いに出されるのは軽症うつ、軽症不安、社交不安障害、ADHD（注意欠陥・多動性障害）、過敏性腸症候群、ED（勃起障害）などで、蒼々たる疾患の中にRLSも含められたのである。

二〇〇六年四月に病気ビジネスをテーマとした研究者の国際会議が初めてオーストラリアで開催された。医師、ジャーナリスト、社会学者、消費者グループ代表などこのテーマに関心のある約八〇名が内外から参集した。共通認識として「疾患啓発は適切な活動だが、そこには病気ビジネスへと踏み込まない一線があるはずである」との考えがあり、その一線はどこなのかを見つけることがこの会議のテーマだった。この会議において、マスメディアが病気ビジネスの片棒を担がされた事例としてRLSのケースが取り上げられ議論された。かいつまんでいうと、広く存在するが認識されていない病気があり、患者は長く苦しんでいるのに医師には無視されてきた、そこへ奇跡の薬が登場して患者は救われた、というドラマに多くのジャーナリストは興奮してつい筆を滑らせすぎた。その結果、薬を使うまでもない多くの軽症患者を医師の下へ走らせることになり、RLSの過剰な診断と過剰な薬物使用にマスメディアが加担してしまった、というのである。

この国際会議でRLSが取り上げられて以来、RLSには病気ビジネスの烙印が押されたようである。その後いろいろな方面で発表される病気ビジネスの総説や記事を見るとEDやADHDに混じって必ずRLSの文字を探すことができる。しかしちょっと待って欲しい。どうしてRLSが病気ビジネスなのか。RLSは脳神経の病気であり、今のところむずむず症状のある人とない人の臨床的な境界は明瞭である。すなわちRLSの診断は症状があるのかないのかで決まるので、病気と健康の境界線を意図的に広げることなどできっこない。ところが彼らは重症で薬物治療の必要な患者が存在することは認めるが、多くの軽症のRLSを診断する必要はないと主張する。時に一過性に脚がむずむずしてじっとしておれないことがあっても、それは人生の一コマであって病気ではない、無理に病名をつけるのは病気を作ることになるというのである。私も多少の苦痛は我慢しながら自分の幸せを見つけて暮らすのが人生のあり方と思うので、何でもかんでも病気と診断する必要はないという意見には賛成である。しかしあえて言わせてもらえれば、一過性であろうと軽症であろうと生物医学的にはRLSという疾患であることに間違いはない。医師がRLSを診断したのは病気を作ったのではなく、すでに存在している病気を明らかにしただけである。また彼らは軽症患者への薬物投与は得られる効果よりも副作用リスクのほうが大きいと批判するが、そもそも一過性や軽症のＲＬＳは薬物治療の対象にはならない。仮に薬が処方されたとしてもうまく使えないのだ。一過性の場合には症状が出て薬を飲んでそれが効いてくるころには症状が自然に治っているかもしれない。軽症の場合はＲＬＳにより生活や仕事に支障をきたすほどではないのでそもそも薬を飲む強い動機がない。また、薬を入手するには医師の処方せんをもらわなければならず、そのわずらわしさから軽症患者の薬物治療は続かないのである。

では薬物治療を続けるＲＬＳ患者はどのような患者なのか。それは医師の診察を受けて処方せんをもらう労を惜しいとは思わないくらい薬物の効果を実感している患者である。それは薬物がなければ症状に悩まされて睡眠や生活や仕事に支障をきたすような中等症から重症のＲＬＳ患者なのだ。ＲＬＳを病気ビジネスと批判するグループも中等症から重症のＲＬＳ患者に薬物治療が行われることは適切な医療と認めている。それならどこが病気ビジネスなのか。病気ビジネスが診断の枠を広げて不必要な薬物治療を行う医療のことを指すのであれば、ＲＬＳの診療に病気ビジネスは存在しない。ＲＬＳの疾患啓発キャンペーンにより製薬企業の売り上げが増加したのは、これまで見過ごされていた中等症から重症のＲＬＳ患者が正しく診断されて適切な治療が行われるようになった結果なのである。それではなぜ彼らはＲＬＳを病気ビジネスと呼ぶのか。それは彼らがＲＬＳを製薬企業により作られた病気と頭から信じているからだ。脚が「痛い」のなら、その苦痛は誰にもよくわかる。しかし「脚がむずむずしてじっとしていられない」と言われても経験がないのでどれだけ苦痛なのかわからない。いや、常識的にそんな病気はあり得ないだろう。理解できないものを軽々に信じるわけにはゆかない。無知が偏見を生み、偏見が公正な判断を歪めてしまう。ＲＬＳが病気と認識されるようになって経済的な利益を得るのは製薬企業だ、製薬企業が利益を上げるためにＲＬＳを病気に仕立てたのだと短絡的に考えてしまうのである。

もちろん企業にとって利益が見込めるから疾患啓発キャンペーンという宣伝をするわけだが、ＲＬＳに関しては六〇年以上前から病気と認識されたにもかかわらず、医師が見過ごし、患者が我慢をしてきた症状を、治療のできる病気と製薬企業が気づかせてくれたのであって、決して病気の枠を広げて新たな市場を作り出した病気ビジネスではない。したがって、私はそもそもＲＬＳに対する偏見が、ジャーナリストや消費者グループの冷静な分析を妨げて、ＲＬＳを病気ビジネスと結論してしまったものと考えている。

なぜジャーナリストや消費者グループはよく調べもせずにＲＬＳに偏見を抱いたのか。それは病名に理由があるのではないだろうか。「レストレスレッグス」の病名は、医師にとっては最少の語で特徴を端的に表し、語感もリズムもよく、それ以上でもそれ以下でもない完璧な命名に思われる。一方、患者にとってこの病名はしばしば「それ」以上のものとなるようだ。アメリカＲＬＳ財団創始者の一人ロバート・ヨカム氏は著書の中で病名に関する患者たちの意見を紹介している。「かつてセールスマンをしていた患者は『ＲＬＳが商品の名前だったら売るのには大いに苦労しただろうな。この名前では誰も真剣に取り合ってくれないからね』と述べた。また、ある男性患者は妻から『そんなの精神科に数回通えば治るわよ。レストレスレッグスですって？ あなたの頭がレストレスなだけよ』と言い放たれた。最重症のＲＬＳ患者は職を失ったり、友人や家族から疎まれるようになったり、睡眠不足で事故を起こしたり、自殺を考えることさえあるのに、医師や看護師は病名が深刻に聞こえないために患者の問題を深刻とは感じていないようである。一般の人はレストレスレッグスと聞くと初めに落ち着きのない幼稚園の子供たちの姿を思い浮かべる。レストレスレッグス・シンドロームという名前はゴシップ雑誌に取り上げられて一時的に話題となりやがて消えてしまう曖昧で証明できない類の病気を連想させる。等々、この病名は患者にすこぶる評判が悪いのである。それでは、世界中の専門家がこの病気を深刻な問題と考えるのならなぜ病名を変更しないのか。ＲＬＳ研究者のカール・エクボム医師にちなんでエクボム症候群にすればよいではないか」と著者は訴える。

私もまったく同感である。そう考えていたら、二〇一一年三月にアメリカＲＬＳ財団が病名をエクボム病に変更すると発表した。さらに、九月には改めて病名をウィリス・エクボム病にすると発表した。これで奇妙な病名から生じる誤解や偏見が消滅していってくれるとありがたい。

参考文献

Payer L: Disease-mongers: how doctors, drug companies, and insurers are making you feel sick. John Wiley & Sons Hoboken, NJ, 1992

Woloshin S, Schwartz LM: Giving legs to restless legs: a case study of how the media helps make people sick. PLoS Med 3 (4): e170, 2006

Yoakum RH: Restless legs syndrome: relief and hope for sleepless victims of a hidden epidemic. Simon & Schuster New York, NY, 2006

4　ゼノポート社の挑戦

一部のジャーナリストや消費者団体によるＲＬＳへの激しい病気ビジネス批判は、ついに薬事行政当局の判断にも影響を及ぼした。二〇一〇年二月一八日にアメリカ食品医薬品行政局（ＦＤＡ）は新しいＲＬＳ治療薬として承認申請されていたガバペンチン・エナカルビルを安全性に問題があるとして却下した。この記事を初めて読んだとき、ほとんどのＲＬＳ専門家は狐につままれたような気分になったことだろう。当局が問題にした安全性とは、ガバペンチン・エナカルビルの活性体であるガバペンチンを投与した動物実験でラットに膵臓がんが発生した点である。

ここでガバペンチンとガバペンチン・エナカルビルについて説明しておく。ガバペンチンは一九九四年から海外で、二〇〇六年からは我が国においても広く使われてきたファイザー社の抗てんかん薬である。抗てんかん薬というと、従来は効果を発揮するまで用量を増やすと副作用に悩まされることが多かったが、ガバペンチンは比較的マイルドで医師には使いやすい薬であったため、てんかんを超えてさまざまな疾患や症状に試行されていった。なかでも神経痛に対する有用性、すなわち効果と副作用のバランスが優れており、海外では神経痛患者においてガバペンチン治療の治験が実施され、二〇〇二年に帯状疱疹後神経痛に対する適応症が追加された。医療現場では神経痛以外にも、各種の慢性の痛みに使われたり、双極性障害などの患者の気分を安定させる目的でも投与された。どれだけ使われたかというと、ガバペンチンの世界総販売額は二〇〇三年に二七億ドルに達し、世界でもっとも使われた医薬品トップ五〇の中に数えられるまでになったのである。

RLSに関しても、いくつかの治療ガイドラインにおいて、ドパミン製剤で満足な効果が得られない治療抵抗性の重症RLSと、痛みを自覚症状とするRLSに対してガバペンチンが推奨されており、ガバペンチンは正式なRLSの適応症を持ってはいないがRLS治療薬として汎用されてきた歴史のある「由緒正しいRLS治療薬」なのである。しかし「万能薬」ガバペンチンにも弱点があった。それは生物学的利用率が低く効果が不安定なことだ。生物学的利用率とは口から飲んだ薬が消化管から吸収されて血液中に移行する割合のことである。ガバペンチンの生物学的利用率は、ある患者では一〇%未満だが別の患者では三〇%以上とばらつきが大きく、平均しても二〇%と決して高いものではなく、経済的に効率の良くない薬だった。また、患者ごとでばらつきが大きいことは、個々の患者に適切な維持用量を決定するのに試行錯誤を繰り返しながら長い期間を要することにもなる。事実、ガバペンチンの説明書には維持用量は症状に応じて四〇〇ミリグラムから三六〇〇ミリグラムと定められており、良く効く患者と効きの悪い患者ではその差は実に九倍だ。慣れない医師はどの用量が適切なのか困惑することだろう。

このガバペンチンの生物学的利用率の不安定さを解決したのが、一九九九年に創業したサンフランシスコ湾岸のシリコンバレーに本社を構えるバイオベンチャー企業ゼノポート社である。ゼノポート社は消化管から薬を効率良く吸収させる独自の技術を有しており、創業者らが初めに目をつけた薬がガバペンチンだった。彼らがガバペンチンに特定の化合物をくっつけて新たに合成したのがガバペンチン・エナカルビルである。
これにより、まず消化管からの吸収が増えて生物学的利用率が二倍になった。また、体内でガバペンチン・エナカルビルから付加化合物が切り離されてガバペンチンとなってから作用するので、ガバペンチンの体内の滞在時間が長くなった。これまでガバペンチンでは二四時間効果を維持するために一日三回の服用が必要だったが、ガバペンチン・エナカルビルでは一日二回の服用で同じ効果を維持できるようになるかもしれない。

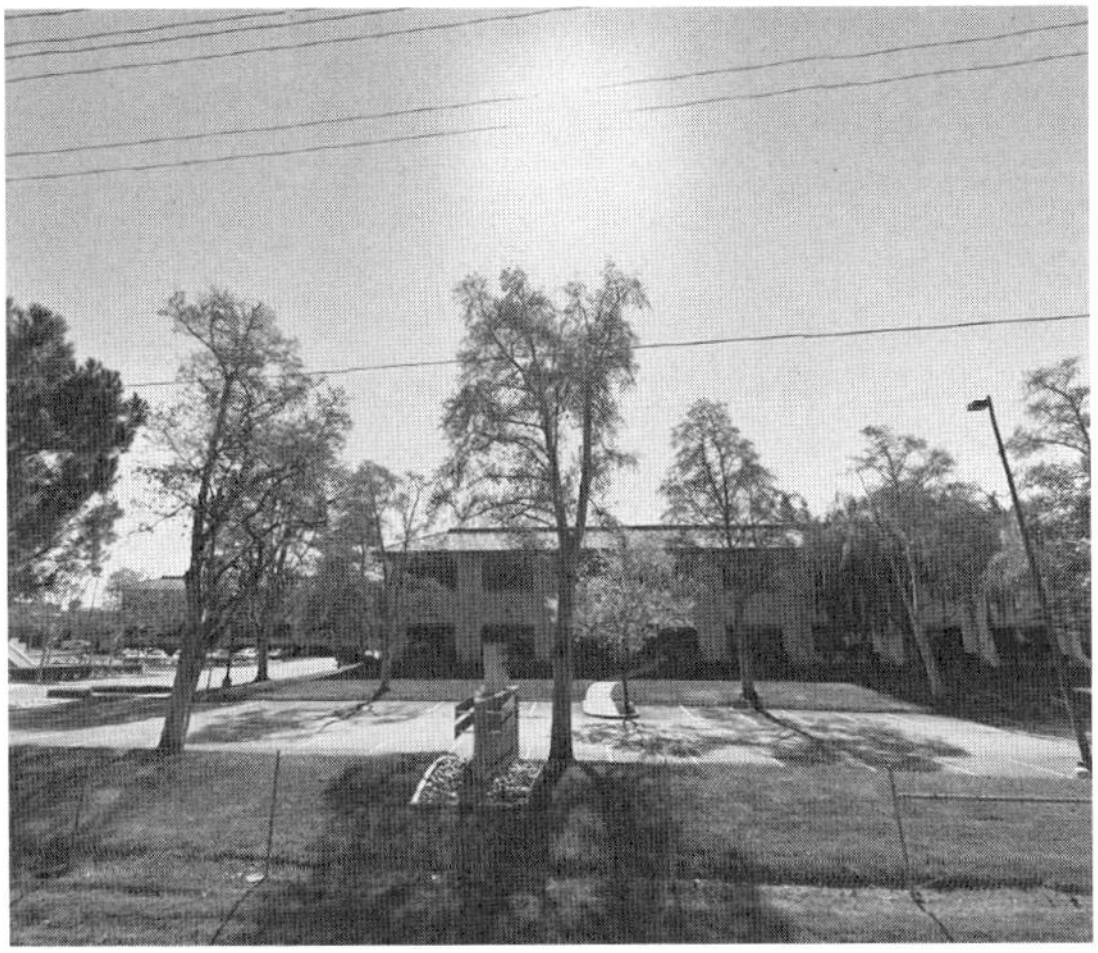

バイオベンチャーひしめくサンフランシスコ・シリコンバレーに居を構えるゼノポート社。カリフォルニアの太陽は彼らの頭上に輝き始めた。

ゼノポート社はガバペンチン・エナカルビルの臨床開発を独力で開始した。彼らが適応症として最初に選んだのは、ガバペンチンの適応症であるてんかんでも神経痛でもない、RLSであった。巨大製薬企業であれば、薬効評価が難しいがもっとも市場規模の大きい「疼痛」や時間はかかるが薬効評価の明確な「てんかん」を適応症として臨床開発を始めることであろう。しかし資金力の乏しいベンチャー企業のゼノポート社にとっては、たとえ市場規模は小さくても、もっとも早く治験を進められ、もっとも早くガバペンチン・エナカルビルを上市に漕ぎ着ける可能性の高いRLSがベストな適応症であった。ゼノポート社の予想どおり、ガバペンチン・エナカルビルのRLS治験は順調に進んでいった。二〇〇五年に一〇ドル以下だったゼノポート社の株価は二〇〇八年初頭に六〇ドルを超えるまで上昇し、株式市場から十分な開発資金を調達した。二〇〇五年に日本とアジアでのガバペンチン・エナカルビル販売権をアステラス製薬とライセンス契約し、二〇〇七年にはアジア以外の世界中における販売権をグラクソ・スミスクライン社と契約して、百数十億円の資金を獲得した。グラクソ・スミスクライン社はロピニロールを世界で初めてRLS治療薬としてFDAに認可させた、いわばRLS治療薬開発のパイオニアであり、これ以後開発の主導権はグラクソ・スミスクライン社に移っていった。グラクソ・スミスクライン―ゼノポート連合はアメリカ国内で三つの大規模臨床試験を一年余りのうちに次々と終了させて、二〇〇九年一月に正式にFDAへ新規RLS治療薬としての承認申請を行った。ゼノポート社はすべての計画を予定どおりに運んで、製薬企業らしからぬ、タイムラインを遵守したビジネスパフォーマンスを世の中に見せつけてくれた。未来を開いてゆく時代の寵児の下へ巨大企業や投資家たちが次々と集まってきて、このころのゼノポート社はホリエモンのライブドアを髣髴させる勢いであった。しかし、あまりに順調な医薬品開発は保守的なFDAに根拠のない不安を抱かせたようである。

申請から約一年後の二〇一〇年二月一八日に、FDAからガバペンチン・エナカルビルをRL

S治療薬として認可することはできないとの回答が発表された。理由は冒頭で紹介したとおり、ガバペンチンの動物実験でラットに膵臓がんが認められたことが、ヒトにおける安全性の懸念につながるので、重篤性や重要性に鑑みて難治性てんかんの治療薬としては承認できたが、RLSのような疾患ではリスクをおしてまで治療薬として承認できないとするものであった。

ちょっと待ってほしい。すでに述べたように、ガバペンチンは世界中で一六年間にわたりさまざまな疾患の患者に大量に使われ続けた薬であり、これまでに膵臓がんが発生して問題になるようなことは起きていない。また、RLSにも標準的な治療薬では対処できない難治性の治療抵抗性RLSと診断される患者がいるが、難治性のRLSに対する治療薬としてならガバペンチン・エナカルビルは認可してもらえるのか。常識的に考えても、FDAが述べた理由には納得がいかない。ゼノポート社はただちに反論すべきであるが、株式市場は待ってくれない。投資家の行動は素早く、翌日ゼノポート社の株価は二〇ドルから一挙に七ドルへ急落した。巨額の有価証券資産が一日で三分の一に減ってしまったゼノポート社は、ただちに初期段階の開発プロジェクトすべての中止を決定し、さらに一カ月後には二一九人の従業員を半数にするリストラ計画を発表した。時代を駆ける寵児が、行政によっていきなり引き摺り下ろされた構図はホリエモンのライブドアと重なる。

なぜFDAは屁理屈をつけてガバペンチン・エナカルビルを退けたのか。噂では、新しいRLS治療薬をFDAが嫌ったかららしい。病気ビジネスとして批判されているのは製薬企業だけではない。治療薬を認可した行政当局にも批判は向けられるのである。当局の審査官にとってつらいのは、ジャーナリストや消費者団体から批判されるだけではなく、それらの意見を鵜呑みにするポピュリズム政治家や行政府の身内から非難されることであろう。ガバペンチン・エナカルビルが優れた医薬品かどうかよりも、ジャーナリストから散々批判されたグラクソ・スミスクライン社へ新たなRLS治療薬を認可するのは好ましくないという感情が働いたのではないだろうか。すなわち、科学的で倫理的に判断を下したのではなく、政治的な力学で進む方向を決めたのではないのか。もしそうだとしたら、却下の理由に持ち出したラットの膵臓がんは少しお粗末ではないか。グラクソ・スミスクライン社がその気になって過去のガバペンチン副作用データを集計すれば短期間のうちにガバペンチン使用時のヒトにおける膵臓がんの発生率は求められるだろう。そして膵臓がんの自然発生率とガバペンチン使用時の発生率の間で統計学的に差のないことが示されるであろう。そうなったら、もう却下する理由がない。今回却下しても、いずれは認可せざるを得なくなるのだ。今回の理由で却下することは、悪あがきか、単なる時間稼ぎにしかならないのである。

時間稼ぎをすることで、FDAにとって何か状況が変わる可能性はあるのだろうか。まったくないわけではない。時とともに、RLSへの正しい認識が広まり、批判グループの病気ビジネスリストからRLSがはずされてくる可能性がある。事実、その動きは確実に進んでいた。数年前からアメリカRLS財団は会員へRLSに対する誤解報道を紹介して、報道先へ抗議文を送るよう呼びかけていた。多くの患者から抗議文を受けた報道先は、患者の生の声を聞いて初めて問題が実在することを理解して謝罪する、という動きが広まりつつあった。ガバペンチン・エナカルビルの却下に対しても、ＲＬＳ財団は即座にＦＤＡへ抗議文を送るキャンペーンを開始した。患者一人ひとりが自分の具体的な経験を、ＲＬＳにより自分の生活がどのように支障をきたしてくるのかを二ページにまとめてＦＤＡの審査責任者宛に送りつけるよう呼びかけた。これらの活動が功を奏したのか、却下から九カ月後の一一月八日にＦＤＡはグラクソ・スミスクライン社が新たに提出した膵臓がん患者におけるガバペンチン使用の調査報告と新たに実施した追加動物実験データを検討して、ガバペンチン・エナカルビルの承認審査を継続することを発表した。取り決めにより、ＦＤＡは六カ月以内に最終結論を下すことになっており、順調に行けば二〇一一年五月にはガバペンチン・エナカルビルがＲＬＳ治療の新薬として認可されることになった。

今回のＦＤＡの対応によりもっとも割を食ったのは、株価が急落し、開発プロジェクトを断念、従業員を半減せざるを得なかったゼノポート社である。余談であるが、ゼノポート社は損失を被った株主たちから二〇一〇年七月に提訴された。理由はゼノポート社が膵臓がんのリスクを公表せずに、ガバペンチン・エナカルビルの安全性と有効性を繰り返し喧伝し、大衆にそれを確信させてＦＤＡの承認を期待させた結果、二〇〇九年五月五日から二〇一〇年二月一七日まで人工的に高い株価を作り出したことが法律に違反するというものだ。この時期ゼノポート社の株価はさらに下落した。そんななかで出てきた一一月八日のＦＤＡによる審査再開の知らせは、六カ月後の新薬承認と今後一〇年間にわたる年商数百億円のビジネスを約束する手形を発行されたようなビッグニュースだと私は思うのだが、株式市場はまったく反応をみせず、ゼノポート社の株価は少しも上昇しなかった。紆余曲折を経て、二〇一一年四月六日にガバペンチン・エナカルビルはＦＤＡからＲＬＳ治療薬として正式な認可を得た。二〇〇八年九月にＦＤＡへ承認申請してから二年六カ月、終わってみれば臨床試験の開始から新薬の承認まで五年間のスピード開発であった。

翌日ゼノポート社の株価は六ドル台から一一ドル台へと一挙に七〇％上昇した。おおっ、株式市場はゼノポート社の将来性を再び迎え入れたのか！　残念ながら株価の上昇は一日だけにとどまり、その後は急速に六ドル台へと帰っていった。どうやら既存の株主たちはゼノポート社を手放したがっているようだ。投資家がどのように考えようとも、ゼノポート社は優れた独自技術を持つ企業である。製品の質で十分に他社と競争できるので、金融に依りすぎることなく製造業として堅実な経営と成長を遂げていかれることを期待したい。

ここまではゼノポート社の肩を持って話を進めてきた。今度はＦＤＡ審査官の立場から、ガバペンチン・エナカルビルの認可を見送る理由にあげたラット膵臓がんのデータを見てみよう。一六年前にガバペンチンの発がん性を見る動物実験で、マウスに異常は見られなかったが、ヒトに使う量の一〇倍、二五倍、三五倍のガバペンチンが二年間与えられたラットでは、雌には異常がなかったが雄では五〇匹中それぞれ四匹、三匹、八匹に膵臓腺房細胞がんが発生した。どうやらガバペンチンにはラット膵臓の腺房細胞を増殖させる薬理作用があるようだった。このときＦＤＡはヒトに使う量の二五倍まではラットでも安全であり、ヒトにおいててんかんに使う用量では発がん性のリスクは小さいとして一九九五年にガバペンチンを治療薬として認可した。

今回ガバペンチン・エナカルビルの動物実験では三群にわけた雄雌各六〇匹のラットに対して、ヒトに使う量の一〇倍、三八倍、七五倍の用量が二年間投与され、雄では三八倍量の一匹と七五倍量の一匹、雌では七五倍量の一匹に膵臓腺房細胞がんが発現した。ガバペンチンの二倍以上高い用量まで投与したにもかかわらず、雄では膵臓腺房細胞がんがガバペンチンの八匹を下回る二匹にとどまった。一方で雌ではガバペンチンの実験では認められなかった膵臓腺房細胞がんが一匹に発現した。雄の場合、五〇匹中八匹（一六％）が一二〇匹中二匹（一・七％）になるのはリスクが十分の一に減ることなので問題ないが、ゼロだった雌の膵臓腺房細胞がんが一二〇匹中一匹（〇・八％）に発現したのは、雌ではリスクが無限大に増大することになる。一般常識的には、発現率一・七％の雄よりも〇・八％の雌のほうがリスクが低いので問題は少ないように思えるのだが、薬事行政的にはそうは考えない。もう一つ、国際的な医薬品開発のガイドラインではヒトに使う量の二五倍以上をラットやマウスに投与しても発がん性のない薬品を安全とみなす提案をしているが、ガバペンチン・エナカルビルは一〇倍量までは安全だが三八倍量で発がん性が見られたため、二五倍量まで安全という基準を満たしていない。重箱の隅をつつくようないちゃもんであるが、行政官としては訴訟リスクにも備えなければならず、病気ビジネスの逆風の中では認可を正当化できる新たな安全性の臨床データを必要としたのである。

早速、グラクソ・スミスクライン社はイギリスが世界に誇る一般診療研究データベースGPRDを利用して、ガバペンチン発売以後の一五年間にイギリス全土から登録された膵臓がん患者三一四九例と性、年齢、医療機関が一致する約三万人の対照患者を抽出した。そして膵臓がん患者群と対照患者群でガバペンチンの高用量・長期使用者の割合を比較して差がないことを示し、ガバペンチンが膵臓がん患者を増やしているのではないことを証明した。さらに、一六年前にパークデービス社（現ファイザー社）が実施したガバペンチン動物実験データと今回ゼノポート社が行ったガバペンチン・エナカルビル動物実験のデータを橋渡しするデータを作るように新たな動物実験を行った。そして一六年前の二五倍量のガバペンチンの実験結果を今回のガバペンチン・エナカルビル動物実験の一部とみなして、ガバペンチン・エナカルビルはヒトに使う量の二五倍まではラットで安全であると主張した。再審査を担当した審査官はこれ以上反対する理由はないとの結論を報告し、これを受けてＦＤＡは二〇一一年四月六日にガバペンチン・エナカルビルを新薬として承認したのである。

ガバペンチン・エナカルビル承認の発表に寄せて、ＦＤＡの神経疾患治療薬部門長ラッセル・カーツ医師は「ＲＬＳの患者さんたちはむずむず脚の症状により強い苦痛を受けている。ホライザント（ガバペンチン・エナカルビルのアメリカにおける商品名）はその症状の治療に役立つ薬である」とＲＬＳ患者に共感するコメントを述べてくれた。オイオイ、つい一年前の却下のときには、ＦＤＡはＲＬＳを「深刻で重症な病気ではない」とコメントしたじゃないか。さすがは高級官僚、風を読む見事な変わりようだ。

参考文献

Xenoport. 2009 annual report（http://investor.xenoport.com/annuals.cfm）

Herman DJ, Robbins DJ, Walton DC: United States district court northern district of California: class action-complaint for violation of the federal securities laws-demand for jury trial. Case5: 10-cv-03301-RMW Document11 Filed07/28/10 (http://securities.stanford.edu/1045/XNPT10_01/)

GlaxoSmithKline. Gabapentin and risk of pancreatic cancer and renal cancer (GPRD). ClinicalTrials.gov, 2011 (http://www.clinicaltrials.gov/ct2/show/NCT01138124?term=gabapentin+enacarbil+pancreatic&rank=1)

Center for drug evaluation and research. Application number: 022399Orig1s000 pharmacology review (s), 2011 (http://www.accessdata.fda.gov/drugsatfda_docs/nda/2011/022399Orig1s000TOC.cfm)

ICH Expert Working Group. ICH harmonized tripartite guideline: Dose selection for carcinogenicity studies of pharmaceuticals S1C (R2). 11 March 2008 (http://www.pmda.go.jp/ich/safety.htm)

Sigler RE, Gough AW, de la Iglesia FA: Pancreatic acinar cell neoplasia in male Wistar rats following 2 years of gabapentin exposure. Toxicology 98: 73-82, 1995

5　提唱者カール・アクセル・エクボム

ＲＬＳという疾患を提唱した医師は誰かと問われれば、すべてのＲＬＳの専門家はスウェーデンのカール・アクセル・エクボムをあげるだろう。カール・エクボムは一九〇七年生まれで、世界的に有名なスウェーデンのカロリンスカ研究所で医学を研鑽し、ウプサラ大学の初代神経内科教授となった医師である。ＲＬＳの病名は一九四五年に彼が三七歳のときに発表した博士論文のタイトル「レストレスレッグス」に由来しており、それ以後この病気は「シンドローム」をくっつけて「レストレスレッグス・シンドローム（Restless Legs Syndrome）」、略して「ＲＬＳ」と呼ばれるようになった。彼の博士論文は一二三ページからなる大作で、彼がストックホルムの病院で二年間に遭遇したＲＬＳ患者のうち重症の異常感覚型三四例と疼痛型一五例について臨床像を細かく分析してその特徴を記述したものだ。外科と産婦人科を巻き込み一五〇〇人のスクリーニング調査を成しえた行動力もさることながら、その徹底した問診と記録、緻密な診察と統計、そして大胆な疾患概念統合のセンスには驚くばかりである。しかしこの論文を読んでもっとも感じるのは、これが学術的に意義のある研究ということではない。それよりも、彼が気づいた「ＲＬＳは見過ごされている」という重要な事実に世界中の医師たちも気がつくべきだと叫ぶ、若きカール・エクボムの燃えるような情熱をひしひしと感じるのだ。

カール・エクボムはこのときに三つの研究を行った。一つめはＲＬＳを独立した一つの疾患単位として確立しようとする研究である。ストックホルムの病院で彼の下へ集積された重症で典型的なＲＬＳ患者三四例に対して緻密な診察と検査を行い、プラセボ投与を含む薬物治療を試行した。そこで得られたデータを細かく分析して他の疾患とは異なるＲＬＳの特徴を明らかにし、ＲＬＳの臨床像を医学的に描き出した。そして論文の中で、ＲＬＳのもっともユニークな特徴である「むずむず感覚」が、皮膚の表面を蟻が這う感じ、正座した後に脚がしびれる感じ、針で突っつかれる感じ、歯医者で局所麻酔を打たれた後の感じなどのよく知られたしびれ感とは異なった感覚であることを例にあげて丁寧に説明していった。この研究の内容がいかに優れたものであったかは、五八年後の二〇〇三年に欧米のＲＬＳ専門家が作成し、今日までＲＬＳ診断のスタンダードとされている国際ＲＬＳ研究グループ診断基準一〇項目のうち九項目までが、この時点でカール・エクボムによりすでに記載されていたことからもうかがい知ることができる。

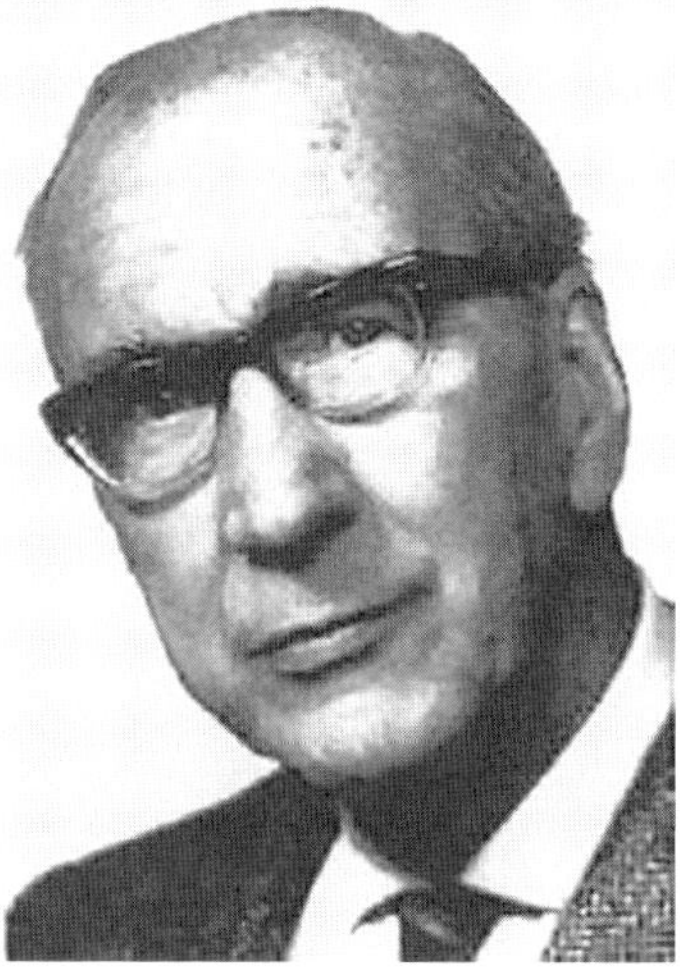

スウェーデンの神経内科医カール・アクセル・エクボムは、むずむず脚のカラクリを発見した。彼の発見は極東の国でも60年後に確認された。
（Pearce JMS: European Neurology 53: 206-207, 2005より引用）

カール・エクボムが

行った二つめの研究はRLSの有病率の調査である。そしてこの調査結果が彼にこの事実を論文公表させる原動力となり、生涯にわたりRLSの疾患啓発に取り組む確信を与えたのである。彼は神経内科を受診する患者からRLSと紛らわしい下肢の麻痺、痛み、しびれを訴えて受診した患者を除き、頭痛など下肢とは無関係な理由で受診した五〇三名に聞き取り調査を行った。その結果七・八%に軽症のRLSが見つかった。ついで彼の友人や知人、医学生、看護師、病院事務員など二八〇名と上半身の小さな傷、ほくろ、アテローマ（皮膚の下にできる、いわゆる脂肪の塊）などの外科的処置で病院を訪れた二二三名の健康な人合計五〇三名に調査を実施したところ五・二%に軽症のRLSが見つかった。さらに妊娠中に症状の悪化する患者がいることから出産直後の女性四八六名にも聞き取り調査を行い、妊娠中にRLSの出た人が一一・三%に上ることが明らかになった。これらは驚くべき事実であった。自分の周りの人たちに尋ねてみたら一〇人から二〇人に一人はRLSがあると答えたのである。これまで教科書にも載っていないまれな病気とみなされていたRLSが、軽症ながら自分の周りに大勢いたのである。自分も知らなかったが、先人たちも気づかなかったのだ。

ではなぜ気づかれなかったのか。カール・エクボムはレストレスレッグスを訴える患者に対して多くの医師たちがそれを精神的な症状としてとらえたためであろうと述べている。レストレスレッグスの訴えを聞いた医師たちの関心は患者の抱えるストレスや不安などの心理的な背景へと移り、実際の症状は心理的ストレスが象徴的な形で脚へ表出したヒステリーや神経症と考えられたのである。神経症とは実際には体の病気はないが、患者がそう思い込んでいる状態の病名である。医師がＲＬＳという病気を認識していないと、患者を診察しても目で見えるような異常がないことから医師の診断は神経症となる。患者はそのことに悩み不安になっているのでストレスがあるように見える。すると原因は精神ストレスと判断されてしまう。つまり、本当はＲＬＳが原因で、その結果として精神ストレスが起こっているのに、反対にストレスが原因でその結果余計な自覚症状を感じていると診断されてしまうのである。カール・エクボムは、患者の訴える奇妙な症状からはまだまだ学ぶべきものが多くある、患者の訴えや苦痛には原因が見つからないからといって医師はただちに精神ストレスと結論してはならないと、この論文の最後で警告している。

カール・エクボムの行った三つめの研究はＲＬＳの薬物治療である。ＲＬＳの病態を下肢の筋肉の血行障害と考えたカール・エクボムは、血管拡張剤の効果を確かめるために患者に本当の薬と本物そっくりのプラセボを飲ませて効果を確認する研究を行った。プラセボは血管拡張剤とほぼ同じ外観で同じ味のする錠剤で中身は乳糖と滑石粉とホウ酸沫とでんぷんからなるものが用いられた。結果は血管拡張剤を服用した二九例中二三例（七九％）とプラセボを服用した一四例中四例（二九％）でＲＬＳの改善が認められ、統計学的には血管拡張剤の効果が証明されたことになる。その効果が当時の患者にどの程度のインパクトで受け取られたのかをうかがい知ることはできないが、血管拡張剤によるＲＬＳ治療は現在では行われていないことから、今日の医療レベルを満足するほどの効果ではないであろう。カール・エクボムがプラセボまで使って治療薬の効果を示したかった背景には、彼が指摘したように、有効な治療法が存在すれば医師たちにＲＬＳを診断する動機や意義が生まれてくるとの想いがあったのだろう。

このようにカール・エクボムはＲＬＳの疾患概念を確立し、その有病率を明らかにし、治療法を提案し、この問題が医師に広く認識されるようその病態に「レストレスレッグス」の名を冠したのである。彼が第一例に遭遇したのは一九四三年で、それから一九四五年にかけて精力的に調査研究を行い、学位論文が発表されたのは一九四五年の二月のことになる。時は第二次世界大戦の終盤で、欧州においてはドイツが降伏する三カ月前、日本では東京大空襲の一カ月前のことだ。スウェーデンは中立国とはいえ、国一つ隔てただけで、互いに敵対するイギリスとドイツとソビエト連邦に三方から囲まれて緊張感の高まるバルト海沿岸の国である。ストックホルムの病院で働くカール・エクボムが、指導教授の下で多くの医師の協力を得て、火急の公衆衛生や生命に直接関与しない病気の研究に専念できた事実に、私は少なからぬ驚きを覚えた。

さすがはノーベル賞の国だ。

参考文献

Ekbom KA: Restless legs. Acta Medica Scandinavica 158 (Suppl): 1-123, 1945
Pearce JMS: Restless leg syndrome. European Neurology 53: 206-207, 2005

6　アメリカRLS財団

二〇〇八年五月に大阪で「むずむず脚症候群友の会」というRLS患者の支援と疾患啓発を目的としたNPO法人が創設された。発起人は良永信男さんという大阪在住の七〇歳（当時）の男性で、RLSを正しく診断されずに苦しんだ経験からこの疾患の救済には疾患啓発が必要と感じて患者の会を立ち上げたのである。この活動はしばしばメディアに取り上げられて、その記事を読んで初めて自分のRLSを認識して医療機関を受診した方も大勢みえるものと思われる。良永さんのホームページを読むと、RLSと診断されたころにインターネットで情報を検索していてアメリカのRLS患者によるRLS財団の活動を知り驚いたことが書かれている。

RLS医療の今日を語るとき、真っ先に紹介しておかなければならない事実としてアメリカRLS財団による患者教育があげられる。患者が医師からRLSであると診断されたとき、さまざまな疑問や不安が次々と頭に浮かんでくる。そんなとき、患者はインターネットで「restless legs syndrome」とキーワード検索をする。検索結果リストのトップに現れるのはアメリカRLS財団のホームページだ。そして、世界中の患者はそこへアクセスする。するとそこにはすべての疑問に対する回答が、あたかも何十年も前からわかっているかのように見事に用意されているのである。当面の疑問だけではなく、妊娠したとき、手術のとき、子供たちの問題など生活全般に関連して対処方法が細かく示されている。ナイトウォーカーズ（NightWalkers）という機関

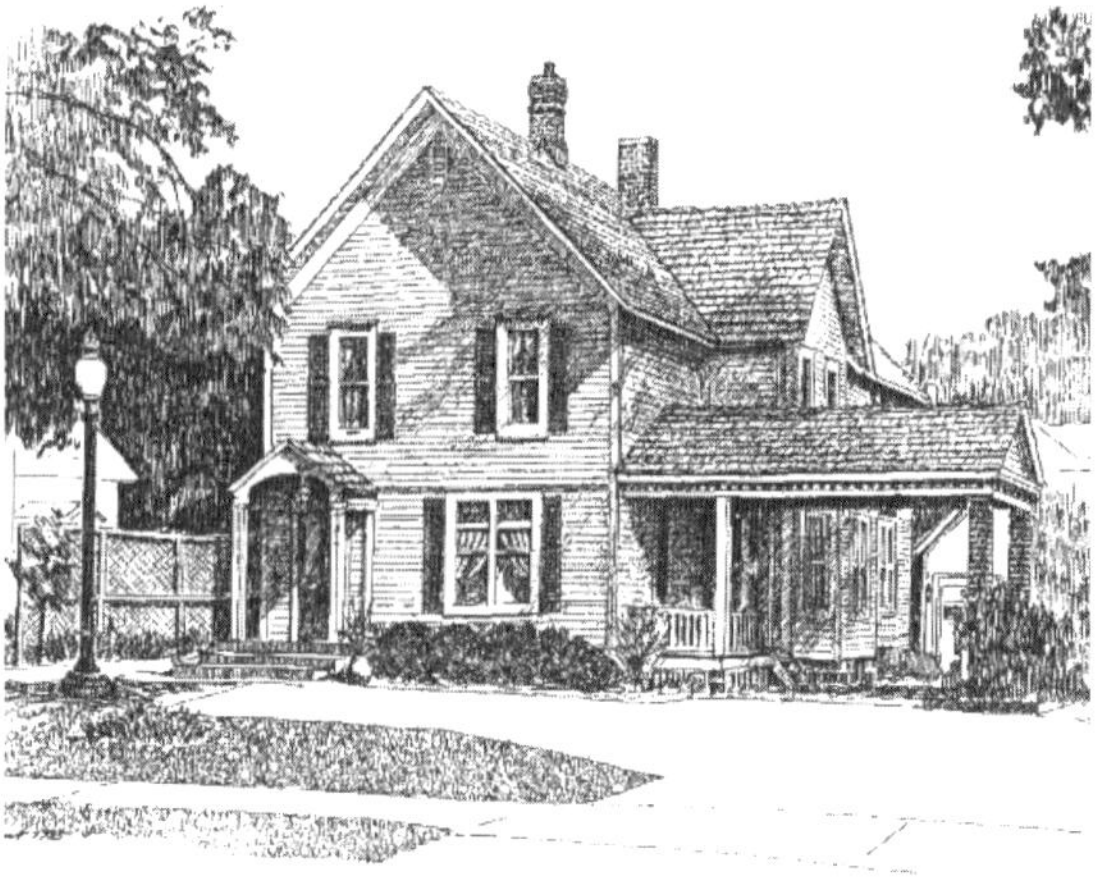

そこへ行けば、もう一つの家族が待っている。アメリカ RLS 財団事務所は患者にとってもう一つの我が家である。
(Restless Legs Syndrome Foundation: Annual Report 2001 より引用)

紙が年四回発行され、RLS医療の最新情報や有用な情報を会員が共有する場として利用されている。チャットルームに入ると診断、治療、睡眠にかかわるものから生活、仕事、レジャーまで多彩なスレッドが立てられ多くの患者が顔写真入りで会話に参加している。チャットルームにはちゃんと会話の監視係が見張っていて、勧誘や商売の話が出てくると突然割り込んで、このテーマは止めましょうと警告してくる。

　アメリカRLS財団のホームページへ入ると、まるで一〇階建てのRLS専門病院を訪れたかのような錯覚を覚える。扉を開けると知りたかったテーマを掲げたいくつものフロアが広がり、各フロアには患者の状況に細かく対応した小部屋が並んでおり、小部屋の一つひとつに専門家が控えている。そしてこの仮想「RLS専門病院」を学術的に支えているのがRLS研究の第一人者アーサー・ウォルタース医師とそのグループであり、財政的に支えているのが会員等による寄附金である。会計報告によると二〇〇六年には会員九千名からの年会費に支援団体や企業からの寄附を含めると歳入は一五〇万ドルに上っている。RLS財団はこれらの資産をもとに一九九七年から研究グラントを創設し、RLS医学研究の資金提供を開始した。これまでは研究者が独自に決めていた研究テーマを、患者団体がスポンサーとなることで患者が望む研究テーマを患者団体が選択し、研究資源をそのテーマに集中することが可能となった。RLS財団は疾患啓発活動に始まり、世界の患者教育を主導し、現在は研究財団を擁するまで発展してきたのである。「疾患の啓発、治療の改良、根治の発見」を目標に掲げて会員一万数千人を擁し、全米のすべての州に合計百の支部を持ち、国際RLS学術大会を主宰する巨大財団を運営しているのは、互選された患者ボランティアたちである。ボランティアといっても、いずれも社会で功を成し名を遂げたような壮年の男女が財団の理事の役職に就いている。事業計画から実践まで組織の運営はかつてビジネスの世界で経験済みといった面々だ。これらの理事たちに代表されるように、RLS財団が他の病気の患者団体と異なる点は、会員の主体が仕事を持ち政治力のある市民からなることである。

それではRLS患者はなぜRLS財団に入会するのか？　財団が政治力を強めるために戦略的に会員を増やしているのか？　もちろん否である。では患者が情報を得るために入会してくるのか？　情報が欲しければホームページを丹念に読めばすむことなのでそれだけが理由ではないだろう。ではなぜRLS財団に入会するのか？　それは、そこにいる人たちと仲間になりたいからなのだろう。どれほど説明しても家族も友人も理解してくれない悩みを、そこでは会ったこともない人が瞬時に理解してくれるのである。それだけではない。そこは明るく健康的で典型的なミドルクラスのアメリカ人であふれている。優しいおじいちゃんやおばあちゃん、頼もしいお父さんや世話好きのお母さんがいて、もう一つの家族がホームページの向こう側に待っている。つまり、この財団自体に人間的な魅力が備わっているのだ。個人主義の国で、ＲＬＳも個人の健康問題として自ら解決しなければならない風土にあって、ＲＬＳ財団では家族のように労わり合う空間が作られてきたのだ。

ＲＬＳ財団の底流に流れる互助の精神は、一九九〇年に九人の患者の文通から始まった。カリフォルニア州に住むオロン・Ｆ・ホーリー氏が全米で自分と同じＲＬＳと診断された八人の患者の名簿をアメリカ希少疾患機構から入手した。アメリカ希少疾患機構とは、患者数の少ない難病について国レベルで患者情報を集積することにより研究効率とケアの質を上げることを目的としたアメリカ国立衛生研究所の関連機関のことである。一九九〇年当時ＲＬＳは希少疾患とみなされていた。ホーリー氏はアメリカ各地に散らばる八人のＲＬＳ患者に手紙を書いた。

「あなたは一人ではありません。脚をじっとしていられないのは世界中であなた一人ではないのです。そしてこれは頭がおかしいのでもなく、睡眠機能に問題があるわけでもないのです」

ＲＬＳ患者の気持ちはＲＬＳ患者にしかわからない。これまで一人で苦しんできた九人の患者たちは初めて完璧な理解者を得た。日本の二五倍も広いアメリカに散らばる九人の患者たちの文通が始まった。彼らは手紙を通じて過去に自分が試した対処法や治療薬の経験を交換した。やがて手紙の交換から仲間内の新聞を発行することになった。ナイトウォーカーズという名の機関誌の編集を引き受けたのは、後に若い会員たちからエイティーダイナモ（八〇歳の発電機）と呼ばれ、八五歳の生涯を閉じた後もなお、ＲＬＳ患者への貢献を続けているといわれるバージニア・ウィルソンである。ナイトウォーカーズの発行に伴い九人以外の患者からも情報が交換され共有されるようになり、すぐに一〇〇名以上の患者からなるＲＬＳ支援グループが形成された。一九九二年秋には活動を継続するうえで必然的にＮＰＯ法人 RLS Foundation, Inc が設立された。ここに初めて自由の国アメリカの中で、法律的に認知された「ＲＬＳの家」が作られたことになる。

彼らは RLS Foundation という土台の上へ今度はＲＬＳが社会で認知されるための活動を次々に立ち上げていった。まず一九九三年二月にＲＬＳ研究の第一人者アーサー・ウォルタース医師を中心とした医学アドバイザー委員会を RLS Foundation（以後、ＲＬＳ財団）内に創設した。これによりＲＬＳ財団の活動に対して医学的正当性の担保を得ることができた。一九九四年一月には最初の地域患者支援会をシアトル市に立ち上げ、次いでルイジアナ州、フロリダ州と続いた。賛同者からまとまった額の寄付金も得られるようになり、六月には製薬企業から賛助された教育助成金を使って睡眠研究者の年次総会にＲＬＳ財団のブースを出し、睡眠医療に従事する医師やスタッフたちへＲＬＳ患者の実情を訴えて教育する機会を持つことができた。その学術大会においてＲＬＳ財団は医学研究機関の中でもっとも権威のあるアメリカ国立衛生研究所が主管する検討会へ招待され、睡眠の問題へ包括的に取り組むアメリカ睡眠財団の患者委員会のメンバーに選出された。ここでＲＬＳ財団は主要学術団体から初めて患者代表として認知されたのである。七月にはノースカロライナ州にＲＬＳ財団の正式な事務所を開設した。九月には北米最大のシニア向け生活雑誌マチュリティ・マガジンにRLS患者でもあるロバート・ヨカム記者によるRLSの記事が掲載され四万件を超える問い合わせがきた。これをきっかけにアメリカとカナダの主要新聞が次々とRLSを記事に取り上げ、一気に北米大陸でRLSの認知度が高まった。一九九五年には医学アドバイザーのRLS研究者とともに、アメリカ神経内科学会やアメリカ睡眠疾患協会の年次総会へ参加して、RLSの疾患啓発と医療従事者への教育を進めていった。現在RLSと診断された世界中の患者が訪れるウェブサイトとなったRLS財団のホームページ、www.rls.orgもこの年に開設された。RLS財団の活動と会員数は拡大を続け、一九九六年には全米各地に三〇の地域患者支援会、世界一七カ国へ四五〇〇部のナイトウォーカーズを発行するまでになった。そしてこの年にRLS患者のバイブルとなる単行本『睡眠泥棒レストレスレッグス・シンドローム』がRLS財団の事務局長であり、会員から「八〇歳の発電機」と呼ばれるバージニア・ウィルソンによって上梓された。

◇

ここで少しバージニア・ウィルソンとその著書について触れておく。RLSを医師の立場から観察して分析し、それを病気ととらえて記載した最初の人物がカール・アクセル・エクボムとするならば、RLSに対して患者の視点で向き合い、RLSによる苦痛や不安、日々の生活から人生に至るまで、RLSの及ぼす影響、RLS患者の生き方を一冊の本にしたため最初の人物がバージニア・ウィルソンである。彼女は一九一三年にイリノイ州で生まれ、二二歳で結婚して夫と二人地元で生花業を営んだ。六三歳で仕事を引退し、その後はフロリダで老後を過ごした。彼女はＲＬＳの重症患者であり、特にひどくなったのはフロリダへ移るころからだ。病院へ行ってもいつも最後には「心気症」と診断され精神的ストレスが原因と告げられてやりきれなかったこと、自分と同じＲＬＳにわずらわされていた母親のことを当時は自分にはＲＬＳがひどくなかったために理解できなかったこと、子供のころにはＲＬＳが成長痛で片づけられてしまうこと、レストランのテーブルで長時間じっとしておれないので外食したくないという理由を友人や家族に理解してもらえないこと、ＲＬＳが悪化してベッドで寝ていられないため毎夜寝室を抜け出して居間のソファで寝ていることで次第に夫婦関係に溝ができたことなど、ＲＬＳ患者の心理とＲＬＳが日常生活に及ぼす影響を一般の人にもわかりやすく、時には赤裸々に描いてみせた。

八〇歳を超えた彼女を突き動かしたのは会員が事務局へ送った数千通の病歴に込められた患者の叫びであった。家庭や職場で理解してもらえない、病院では精神ストレスといわれる、ＲＬＳだから座り続けていられないと上司に訴えても理解されず仕事を辞めさせられた、眠れなくてうつ病になり自殺を図った等々。当時の疫学研究でアメリカには一二〇〇万人の潜在的なＲＬＳ患者がいることが明らかになった。一刻も早く「ＲＬＳは精神の異常ではない、ＲＬＳは身体疾患であり、治療ができる」というメッセージを世間一般の人々と医療関係者に届ける必要がある。その思いから『睡眠泥棒レストスレッグス・シンドローム』が書き下ろされたのである。内容について医学的な正確性を期するために彼女はＲＬＳ研究の第一人者でありＲＬＳ財団医学アドバイザー委員会議長であるアーサー・ウォルタース医師に編集を依頼し、ウォルタース医師は一字一句に至るまで原稿に目を通した。その結果、専門家が読んでも医学的におかしな記述のないものができあがった。この本には患者から見たＲＬＳの問題点、時代や地域を越えた問題点が余すことなく記されており、初版から一六年経過した今でも内容に色あせるところはない。我が国におけるＲＬＳの疾患啓発のためにも日本語訳が出版されることを願っている。

バージニア・ウィルソンは『睡眠泥棒レストレスレッグス・シンドローム』の発行から二年後の一九九八年末に八五年の生涯を閉じた。彼女はＲＬＳの疾患啓発に残りの人生を費やすという使命を全うしたことに大きな誇りを持って晩年を送ったようだ。彼女の遺言に基づき、死亡時に解剖されて脳はＲＬＳ研究のために研究機関へ寄附された。彼女の行為がきっかけとなり、ＲＬＳ財団内に死亡時に脳を寄附するボランティアの登録、ブレイン・ドネーション・レジストリーが始められ、二〇〇〇年には一九八名が登録した。ＲＬＳ財団の年次報告書によれば二〇〇四年までに約六八〇名の登録があり、すでに二〇例の脳がハーバード大学にあるＲＬＳ財団専用のブレインバンクに寄附された。これまでに発表されたＲＬＳ患者の死亡後の脳を用いた研究論文を読んでみると、いくつもの論文に死亡時八五歳の女性の脳、すなわちバージニア・ウィルソンの脳が使われていることが見て取れる。彼女は死してなおＲＬＳ患者のために働いている。

◇

話をＲＬＳ財団に戻そう。ＲＬＳ財団は会員数が増えて世間の注目を集めるようになり徐々に政治力がついてきた。そして名実ともに「財団」への道を歩み始めた。一九九六年にＲＬＳ財団の理事会において組織の目標が「ＲＬＳの疾患啓発を進めること、治療法を改良すること、研究により治癒の方法を見つけること」と定められた。会員や篤志家の寄付金に加えて製薬企業からも大口の寄付金が集められるようになり、一九九七年に初めてRLS財団から一万ドルの研究資金が一人の若手研究者へ提供された。一九九九年ごろからは、一般の研究者から広く研究計画を募集して優れた計画だけに研究資金を提供するという本格的な研究基金の活動を始めるようになった。二〇〇三年までに会員数は一二五〇〇人に膨れ上がり、事務局には専任のスタッフが雇用され、年間の活動予算は一四〇万ドルに達した。そのうちの三〇%が製薬企業からの寄付金である。研究基金の規模も年々拡大し、二〇〇五年には四人の研究者に約二三万ドルの研究資金が授与された。二〇〇九年までに累計一二〇万ドルの研究費がRLS財団から国内外の研究者に贈られた。現在ではアメリカのRLS研究者にとってRLS財団はアメリカ国立衛生研究所に次ぐ研究スポンサーになっている。

二〇〇八年には一〇年間の活動の総括と今後の行程表を作る目的でRLS科学シンポジウムを開催した。これは世界中から第一線のRLS研究者が参加して三日間にわたりRLSだけに焦点を絞って議論を交わす、最前線で最先端の学術大会となった。財政的には二〇〇八年のリーマンショックにより企業からの寄付金が減少して活動の縮小を余儀なくされたが、多くの会員の支援により組織運営を乗り切ったようである。

RLS財団が毎年医学研究グラント以上に資金を費やすのがRLSの疾患啓発と教育である。一九九四年にシアトル市から始まったRLS患者の地域支援会は現在では北米とハワイに一〇〇カ所以上が作られて、RLS財団に認定されたグループリーダーがボランティアで地域の患者の相談や教育に携わっている。中央の財団事務局がどれだけその規模と活動を拡大するにせよ、九人の患者の文通から始まった草の根支援活動の原型は、各地の地域支援会によって大切に受け継がれている。地域支援会が従来型の疾患啓発と教育の活動方法であるのに対して、新しく始まったのがソーシャルネットワークサービスを利用した支援活動だ。二〇〇九年にRLS財団がフェイスブックのページを立ち上げると、世界中の若いRLS患者からアクセスが来た。そしてフェイスブックの中でRLSに悩む若者たちとRLSと長年付き合ってきた大人たちとのオンラインの情報交換が始まった。アメリカではテレビの娯楽番組でRLSがジョークのネタに使われたり、RLSは想像上の病気だとする間違った批評がメディアに載ったりする。若者たちはそういった社会の偏見や圧力に対して特に敏感である。若者たちはRLSという病気に変な噂がつくだけでRLS財団のような支援団体へ接触することを止めてしまう。その結果、誰にも相談せずに一人で悩んで我慢しているのだ。しかしフェイスブックなら、若者たちも安心してアクセスできて、そこで情報や経験やアイデアを共有できる。RLS財団は、これまで見落とされていたRLSに悩む若者たちについても、一人ひとりの心の中へ地域支援会を入れることに成功しつつある。

RLS財団による疾患啓発と教育の活動は、当初は治療できる病気と知らずに悩んでいる患者とRLSを見過ごしてしまう医療関係者に向けたものだった。しかしRLSの病名が広く一般の人々に知られるにつれて、新たにRLSに対する偏見や誤解が生まれるようになった。アメリカでは製薬企業によるRLS治療薬のテレビコマーシャルが流れるようになると「病気ビジネス」の対象とみなされてジャーナリストや知識人から批判されることが相次いだ。家族や友人が理解できない症状や悩みを聞いてくれる、優しくて頼もしいもう一つの家族として広まったRLS財団であるが、次第に世話好きの親切なおじさんやおばさんでいるだけではすまされなくなってきた。ＲＬＳに対する病気ビジネス批判に対峙しなければならなくなったのだ。本書の冒頭で触れたロージー・オドンネルのように、著名人や識者や消費者団体が公共のメディアでＲＬＳのことを製薬企業に作られた病気であるとコメントするとＲＬＳ財団は当事者へ抗議を入れて訂正を求めるようになった。機関紙ナイトウォーカーズやＲＬＳ財団のホームページには「行動を起こせ」というコーナーが設けられて、偏見や誤解に基づいて有名人がＲＬＳ患者を避難した事例が次々と掲示され、会員にも抗議の手紙を出すよう薦めるようになった。同じコーナーには非難した当事者が誤解であったことを認めてＲＬＳ財団に返した謝罪のメッセージも紹介された。このコーナーは世間の偏見や誤解に対してＲＬＳ財団が断固として立ち向かう意思を表したものだった。そして、このコーナーは二〇一〇年一一月にガバペンチン・エナカルビルの新薬申請がＦＤＡに却下されたときに、その真の威力をみせつけたのである。

ＦＤＡはガバペンチン・エナカルビルの却下の理由として、ラットに膵臓がんが発生したことはヒトの安全性の懸念につながるので、重篤性や重要性に鑑みて難治性てんかんの治療薬としては承認できたが、ＲＬＳではリスクを押してまで治療薬として承認できないと述べた。この理由に対してＲＬＳ財団はただちに噛みついた。財団の医学アドバイザーを通じて現在のＲＬＳ患者に対するガバペンチン治療の実態調査を開始し、同時にＦＤＡの関連部門と情報交換を目的に一カ月後の面談の約束を取りつけた。そして、「行動を起こせ」のコーナーから会員に向けて一カ月後のＦＤＡとの面談までに、できるだけ多くの会員に体験談をＦＤＡへ投書させるキャンペーンを開始した。会員に向けた指示は細かく、もっとも効果的なのは重症ＲＬＳ患者の話とドパミンアゴニストで効果が得られない患者の話を書くこと、自分の体験談にＦＤＡのＲＬＳに対する理解に期待する旨を添えて一～二ページにまとめること、宛先はＦＤＡ神経疾患治療薬部門長のラッセル・カーツ博士にしてコピー一部を上司のロバート・テンプル部長にも送ること、となっていた。その効果は凄まじかったらしく、「このキャンペーンはＦＤＡを爆撃することになった。その結果、却下から四カ月後に再審査となり、やがて承認された」と誇らしげにこのときの様子がナイトウォーカーズに紹介されている。

さて、リーマンショックの影響で国からの研究費が軒並みカットされるなか、ＲＬＳ研究者へ研究資金を提供し続けたり、新薬承認をめぐっては患者の実態や意見を集約してＦＤＡの決定に関与するなど、ＲＬＳ財団はその影響力を医学研究から医療政策にまで及ぼすようになった。二〇一一年にはＲＬＳ財団が主導して病名をレストレスレッグス・シンドロームから変更することで各方面の合意を取りつけた。病名の変更は多くの患者にとって長年の悲願であったが研究者や医療関係者からは新たな混乱の種とみなされ容易には進まなかった問題である。新しい病名は当初エクボム病と発表され、その数カ月後にウィリス・エクボム病と訂正される混乱を見たが、それでも研究者らの協力を取りつけて最終的には患者の悲願を達成した。また、ガバペンチン・エナカルビルの承認をめぐってＦＤＡと接点を持ったＲＬＳ財団は、これを機会にＦＤＡのスタッフとＲＬＳの新しい治療法や新薬発見に向けた戦略会議を開いてゆくことになった。さらに、北米の各地に地域の患者が利用できてＲＬＳ診療と研究の中心となるＲＬＳセンターを作る構想を

ＲＬＳ財団が主導して進めることになった。現在もっとも進んだＲＬＳ診療と研究を提供しているのはメリーランド州バルチモア市のジョンズ・ホプキンス大学病院で、ここと同じレベルのセンターを各地に作ってゆく予定である。そのときに重要なのは各ＲＬＳセンターで提供されるサービスを同じレベルに維持することだが、そのためには新たにＲＬＳ品質管理協会を設立して各地のＲＬＳセンターの診療内容と治療結果をモニタリングすることで同じレベルになるよう調整する。そして、そのＲＬＳ品質管理協会はＲＬＳ財団の内部に設置されることになった。

いまやＲＬＳ財団は患者の支援団体というよりも、ＲＬＳ医療の真の政策決定者と呼ぶほうがふさわしい存在になった。エブラハム・リンカーンの国、アメリカのＲＬＳ財団は「患者による、患者のための、患者の医療」と呼べる新しい医療のモデルを見せてくれるかもしれない。

これからも www.rls.org からは目を離せない。

参考文献

良永信男「理事長あいさつ」むずむず脚症候群友の会、二〇〇八年五月（http://www.muzumuzu.org/overview/greet.html）

Restless Legs Syndrome Foundation: Annual report 2001, 2002, 2006, 2007, 2010, 2011（http://www.rls.org/page.aspx?pid=473）

Wilson VN: In:（ed）, Walters AS. Sleep thief, restless legs syndrome. Galaxy Books Orange Park, FL, 1996

7　国際ＲＬＳ研究グループ

ＲＬＳの研究に関しては、当初は睡眠クリニックの医師や研究者たちが睡眠関連疾患の医学界で各自がバラバラに研究発表を続けていた。しかし、研究者同士の議論が進むにつれて、次第に共通の診断基準を作成する必要性が生じてきた。そこでアメリカ・ジョンズ・ホプキンス大学病院のアーサー・ウォルタース医師は欧米各国にいるＲＬＳの研究者二八人に呼びかけて国際ＲＬＳ研究グループを作り、一九九四年五月にイタリアのフローレンスで第一回ＲＬＳ国際会議を開催した。そこで最初に議論されたのは、教育や共同研究の基盤となるＲＬＳを医学的に定義することだった。そして四項目からなる必須診断基準を作成した。

①脚や腕を動かしたい欲求があり、通常しびれ感を伴う。
②じっとしていられないこと（motor restlessness）。
③症状は安静で増強、あるいは安静時のみに出現し、活動により少なくとも部分的、かつ、一時的に回復する。
④症状は夕方や夜間に増強する。

ここで二項目にあげた「motor restlessness」とは、患者が部屋の中を行ったり来たりしたり、ベッドの上で身体を持ち上げたり寝返りを打ったりしているじっとしておれない様子を一言で表現した医学用語である。身体におかしな運動が認められるとき、医学的にはまずそれが随意運動なのか、不随意運動なのかを診断する。随意運動とは自分の意思で身体を動かしている状態なので特に異常ではない。一方、不随意運動は自分の意思とは無関係に動くもので、振戦とか痙攣とか呼ばれる異常運動である。不随意運動は運動神経の異常興奮が原因である。

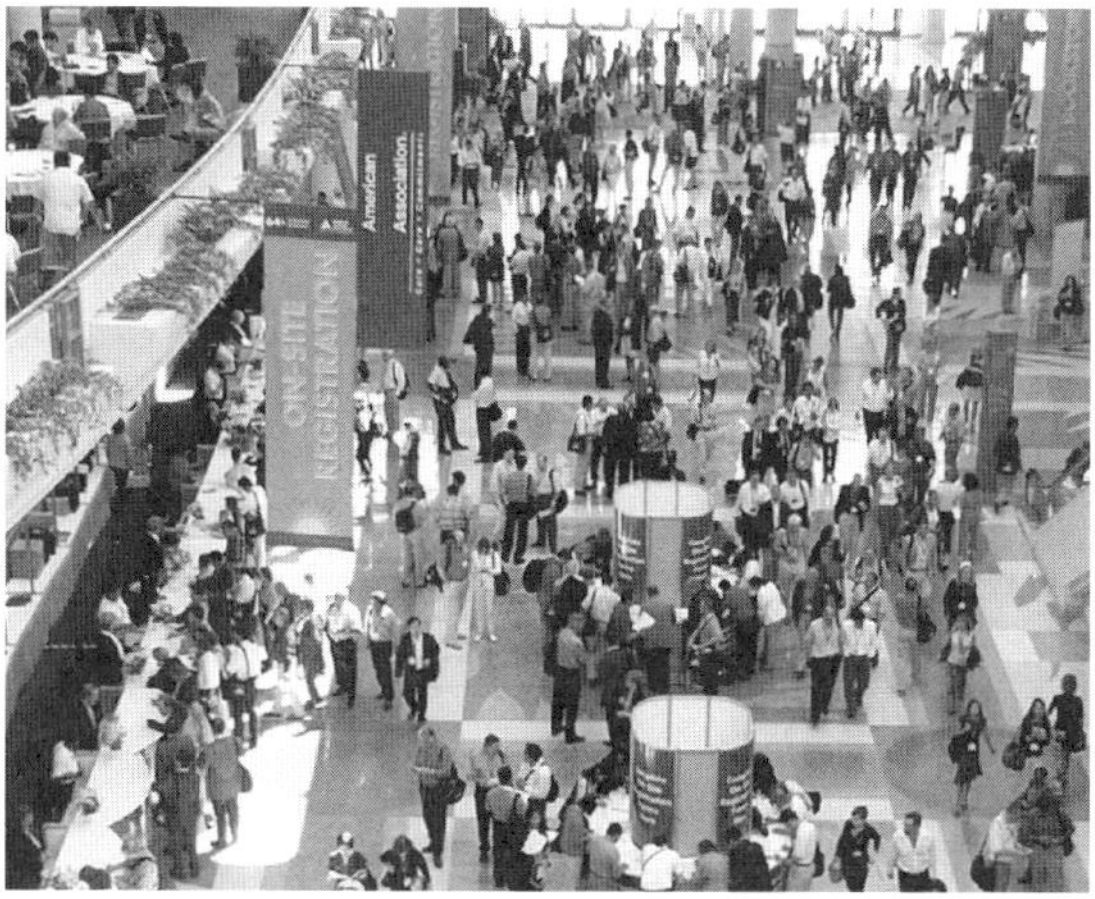

国や地域により取り組み方は異なるが患者と病気は同じである。年一回世界中から研究者が集まって情報を交換するのが国際学会だ。

さて、それではRLS患者が脚や腕をじっとしていられないのは随意運動なのか、それとも不随意運動なのか。この点が今回の会議でもっとも関心を持って議論された。国際RLS研究グループが合意した回答は、患者の動きは部分的に不随意運動で部分的に随意運動というものだった。患者は動かずにはいられない。患者が動くのはじっとしたままでいられないからで、目的があって動いているのではない。その意味では脚や腕が動くのは不随意運動である。一方で、患者は脚や腕の不快感を取るための運動を自分で選択することができる。その意味では運動は随意運動である。この両面の背景にある医学的な現象を一言で表したのがmotor restlessness というわけだ。この motor restlessness という言葉は、国際RLS研究グループの面々にとっては言い得て妙だったかもしれないが、抽象的な表現であったために、実際の患者を診ていない医師たちには誤解を生む要因ともなったようである。

専門家が合意した診断基準が作られたことで、RLSの診断に信頼性が高まり、世界中でRLSの臨床研究が行われるようになった。国際RLS研究グループは、その後のRLS研究と教育において中心的な役割を担っていった。また、一九九〇年代の後半から製薬企業がスポンサーとなりRLS治療薬の臨床試験が始まった。そして、試験実施の推進役となったのも国際RLS研究グループであった。アーサー・ウォルタースに率いられた国際RLS研究グループの面々は、これまで各自が異なる方法でバラバラにRLSの研究をしていたのが、次第にまとまって同じ方向へ進むようになったのを感じていた。一部の研究者しか関心を示さなかったRLS研究に、行政機関や製薬企業が関心を寄せるようになってきた。多くの医師や医療関係者、医療ジャーナリストやマスコミもRLSに関心を持つようになった。数多くの新しい情報や経験が蓄積され、一九九四年に作られた診断基準を見直す機運が高まり、二〇〇二年五月にアメリカ国立衛生研究所において三日間のRLSの診断と疫学ワークショップが開かれた。参加したのは患者団体のアメリカRLS財団、国立衛生研究所所属の六つの研究機関ならびに国際RLS研究グループのメンバーである。RLSの専門家たちに疫学と臨床評価の権威が加わって診断基準に関する徹底した議論が行われ、このときに診断基準の文言が修正された。もっとも大きな修正点は、曖昧な概念であった motor restlessness を削除して、「じっとしていられないこと（urge to move）」という文言を強調したことだった。そして新しい診断基準が二〇〇三年に公表された（表1）。

この新しい診断基準のおかげで、広く一般医もＲＬＳの診断がつけやすくなり、患者自身も自己診断をしやすくなり、さらに患者が増えていった。国際ＲＬＳ研究グループはあらゆる場所で注目され期待されるようになった。つい数年前まで、周囲からあまり注目されていなかった研究者たちが一夜にして時代の寵児に祭り上げられたかのようである。このころの研究グループの面々には明るい未来だけが見えていたことだろう。アーサー・ウォルタースは、その容貌と文章から想像するに、研究グループの若い研究者たちにとっては優しい父親のような存在だったのであろう。

アーサー・ウォルタースは二〇〇七年に国際ＲＬＳ研究グループの会長を退いた。あとを継いだのはジョンズ・ホプキンス大学でＲＬＳセンターを立ち上げたリチャード・アレン博士である。新会長のリチャード・アレンを待ち受けていたのは、これまでのように好意的な声と空気ばかりではなかった。ＲＬＳを作られた病気、すなわち病気ビジネスと信じる研究者やジャーナリストにとって、ＲＬＳを医学的に定義した国際ＲＬＳ研究グループはまさに病気を作り出した張本人である。リチャード・アレンは研究グループの代表として、次から次へと病気ビジネス批判の専門家たちから非難を浴びることになった。彼はこの批判の雨に対して研究者らしく疫学研究を通して粘り強く抗弁していった。現在ＲＬＳの臨床研究論文がもっとも多く発表されるのはアメリカ国際睡眠医学会の学会誌スリープ・メディスンである。二〇〇七年から二〇一一年にかけて、リチャード・アレンはＲＬＳに関する一二編の総説や論文を筆頭著者として発表したが、そのう

表1　2003年版国際RLS研究グループ診断基準

A. 必須診断基準
1. 脚をじっとしていられないこと。通常は脚に不快な感覚が現れるためにじっとしていられない（なかには不快な感覚がないにもかかわらず脚をじっとしていられないケースもある。また、この症状が脚だけでなく、腕や身体の他の部分にも現れることがある)。
2. じっとしていられない症状や不快な異常感覚は、寝たり座ったりしているような安静時や活動をしていない時間に出現したり悪化したりする。
3. じっとしていられない症状や不快な異常感覚は、歩いたりストレッチのような運動により、少なくとも動かしている間は、部分的にまたは完全に消失する。
4. じっとしていられない症状や不快な異常感覚は、日中よりも夕方や夜間に、あるいは夕方や夜間だけに悪化する（症状が非常に高度なときには、夜間の悪化に気づかないかもしれないが、以前には夜間の悪化が見られたことが必要である)。

B. 補助的な臨床特徴
1. 家族歴がある。
2. ドパミン製剤への反応がある。
3. 周期性四肢運動がある。

C. 関連する臨床特徴
1. 疾患に特有の自然経過がある。
2. 睡眠障害がある。
3. 内科的な異常がない。

(Allen RP et al.: Sleep Medicine 4: 101-109, 2003より引用改変)

ちの九編はスリープ・メディスン誌へ掲載されたＲＬＳの診断と治療に関する最新の臨床研究成果だった。すなわち、病気ビジネス批判に対してＲＬＳ診療の正当性を科学的に論証し続けたのだ。一般に研究者が集うサロンでは、しょせん素人には理解できないさ、とばかりに外部からの素朴な疑問や政治的な批判に耳を傾けないことが多いが、リチャード・アレンが見せた不当な病気ビジネス批判に断固として戦う姿勢は国際ＲＬＳ研究グループが単なるサロンではないことを世の中に見せてくれた。

　グループの先頭に立って、果敢に病気ビジネス批判と戦うのがリチャード・アレンなら、グループを最先端の臨床科学研究へと引っ張っているのがクラウディア・トレンクワルダーとジュリアン・ウィンケルマンの二人のドイツ人女性研究者である。しかし、最近の国際ＲＬＳ研究グループには、ＲＬＳ財団とともに一般社会への啓発活動に精力的に取り組んでいた設立当時の勢いが感じられない気がする。メンバーの多くは、一人の勇猛な突撃隊長が切り開いた荒野を二頭の凛々しい白馬に引かれて進む幌馬車の中の乗客のようである。今後は、隊長を助けて未開の荒野を切り開いてゆく多くの若い研究者が幌馬車から飛び出してくることを願っている。

参考文献

Walters AS: Toward a better definition of the restless legs syndrome. Movement Disorders 10: 634-642, 1995

8　ビッグ・ファーマの役割

一九四五年に研究論文「レストレスレッグス」を発表したカール・アクセル・エクボムは、その後も繰り返し繰り返しＲＬＳの臨床像を論文発表して、生涯を医師たちへのＲＬＳの啓発に務めた。ＲＬＳの啓発と医師への教育という点でカール・アクセル・エクボムの次に大きな役割を果たしたのは誰であろうか？　それはアメリカＲＬＳ財団でも国際ＲＬＳ研究グループでもない。答えは製薬企業のグラクソ・スミスクライン社だ。グラクソ・スミスクライン社は世界第六位の規模を有するイギリス系巨大製薬企業、いわゆるビッグ・ファーマである。同社はパーキンソン病治療薬としてすでに販売されていたドパミンアゴニストのロピニロールを、ＲＬＳの治療薬としても製造販売する承認を二〇〇五年に世界で初めてアメリカにおいて獲得した。同社は二〇〇三年三月のアメリカ神経学会においてＲＬＳに対するロピニロール治験の成績発表のプレス報道を皮切りに、六月には「ＲＬＳ、それは広く存在するが診断されていない疾患」と広報し大々的な疾患啓発キャンペーンを開始した。新聞や雑誌には争うようにＲＬＳの特集記事が組まれた。さまざまな講演会を通じて市民への疾患啓発と医師への教育が実施された。

二〇〇五年五月にロピニロールがＦＤＡから最初のＲＬＳ治療薬として承認されるとアメリカでＲＬＳのテレビコマーシャルが始まった。医師の処方せんが必要な医薬品のテレビコマーシャルは、視聴者に誤解を与え医薬品の誤用や乱用につながるおそれがあるとしてほとんどの国では禁止されている。しかし、アメリカとニュージーランドでは一定の規制の下で許可されている。グラクソ・スミスクライン社の作ったコマーシャルは、夜中に脚をじっとしておれない女性が友人からあなたの症状はこれじゃないのとRLSの記事を見せられて、医師を訪ねるとロピニロールが処方され、それを服薬したら症状が治まり快適になったという短いストーリーを見せるものである。これは疾患を初めて理解する教材としてはとても優れた作品で、百万言を聞かせるよりも一度このコマーシャルを観させるほうがはるかにRLSの啓発に有効である。YouTube の動画サイトにコピーがあるので興味のある方はご覧いただきたい。

RLSのテレビコマーシャルの反響は大きく、たちまちにして多くのアメリカ国民がRLSの存在を知るところとなった。その当時、自分はRLSではないかと疑った多くの人たちが、近くのクリニックへ押し寄せたであろう様子は、公表されているロピニロールの処方せん枚数の推移から推察することができる。パーキンソン病治療薬としての適応症しかなかった時点と比べて、RLS治療薬の承認を得てからロピニロールの処方せん枚数は一直線に増加して、六カ月後には四倍にまで増えたのである。数十万人のアメリカ人がクリニックへ押しかけ、RLSと診断されてロピニロールが投薬されたのだ。カール・アクセル・エクボムが生涯をかけても成し得なかったことが、いや、たとえすべての医師が協力して取り組んだとしても一〇年はかかるであろう一般社会へのRLSの疾患啓発が、わずか一年足らずで達成できてしまったのである。これがビッグ・ファーマの実力なのだ。

二〇〇六年にはドイツ系ビッグ・ファーマのベーリンガー・インゲルハイム社が同社のドパミ

ンアゴニスト、プラミペキソールでＲＬＳ治療薬の承認を取得し、こちらも疾患啓発キャンペーンを立ち上げてＲＬＳのテレビコマーシャルの放映を開始した。プラミペキソールのホームページには割引クーポン券まで掲示され、ここに至っては啓発キャンペーンにとどまらず、二つの巨大企業による宣伝合戦の様相を呈してきた。しかしながら、カール・アクセル・エクボムが六〇年前に気づいた「広く存在する病気が認識されていない」という深刻な問題は、製薬企業の宣伝合戦に伴う情報の氾濫と交錯の中で一気に解決を見たのである。

ＲＬＳの啓発と医師への教育について、グラクソ・スミスクライン社はカール・アクセル・エクボムに次ぐ貢献者であると述べたが、ＲＬＳが健康保険の下で診断され治療されるよう整備されたことに関しては、これはすべてグラクソ・スミスクライン社のお蔭である。

一般に病気になって医療機関で診てもらうときには、受付で健康保険証を提示してから診察を受けることになる。診察や検査が終わって会計で支払う医療費は、各々の健康保険証に定められた一部の自己負担金のみである。薬局で薬を受け取るときも同じである。自己負担金を除いた残りの医療費は、患者が所属する健康保険組合から医療機関へ支払われている。健康保険組合の原資は雇用主と組合員全員から毎月支払われる健康保険料である。国民健康保険については組合員の保険料だけでは足らないので原資の半分に税金が投入されている。障害者や生活保護者などの社会的弱者の医療費については全額が税金で賄われている。すなわち、患者に一部の自己負担金はあるものの、医療費の大部分は患者の所属する健康保険組合と税金から支払われており、健康保険制度は言い換えれば企業や国家単位の互助制度なのである。

この互助制度を公平公正に運用するために、我が国では厚生労働省が健康保険で支払うことのできる医療と医薬品を疾患ごとに細かく規定している。

健康保険制度を運用するにあたってはどの国も同じで、アメリカならＦＤＡ、欧州では欧州医薬品庁（ＥＭＥＡ）がその任にあたっている。健康保険制度を維持しつつ、医療レベルを向上させ国民の健康を増進するために、国の行政機関は民間企業による医薬品と医療機器の製造販売を許認可する方法をとっている。たとえば新薬ができたときには、それを製造販売する企業に対して国が一定期間の独占製造販売権、すなわち特許を与える。また、既存の薬が新しい病気にも効果のあることがわかったときには、その薬の効能に新たな適応症を追加することで新しい病気にも健康保険が使えるようにするのである。グラクソ・スミスクライン社がパーキンソン病治療薬ロピニロールでＲＬＳの追加適応症を取得したことにより、ＲＬＳ患者は初めて健康保険を使って治療ができるようになり、グラクソ・スミスクライン社はロピニロールの市場を拡大して利益を増やせるようになった。このことで、ＲＬＳ患者とグラクソ・スミスクライン社はともにハッピーであるが、医療費を支払う健康保険組合や納税者はＲＬＳの治療に健康保険が使われることをどう考えているのであろう。ＲＬＳとは、健康保険を使ってまで治療されるべき病気なのか？この質問に対する回答を委ねられるのが厚生労働省でありＦＤＡでありＥＭＥＡなのである。

ＲＬＳの追加適応症を取得するために、二〇〇三年にグラクソ・スミスクライン社はＦＤＡとＥＭＥＡが納得するようなデータを提出しなければならなかった。ＦＤＡは次のように尋ねてくる。ＲＬＳは医学的に定義できる疾患ですか？　実際の医療現場で医師はＲＬＳを診断できますか？　ＲＬＳに対するロピニロールの効果を証明できますか？　ＲＬＳに対するロピニロール治療のベネフィットはロピニロール投与によるリスクを上回っていますか？　ＲＬＳは健康や生活に影響する重要な問題ですか？　ロピニロール治療により患者の健康や生活は改善しますか？　ＲＬＳに対するロピニロール治療で経済的な効果はありますか？　これらの質問に対して、グラクソ・スミスクライン社は科学データと論理で誠実に真摯に回答を重ねていった。その結果、ＦＤＡから二〇〇五年に世界で初めてＲＬＳ治療薬ロピニロールの認可を得たのである。これは、ＲＬＳという病気が健康保険組合や納税者から健康保険を使って治療するに値する健康の問題であると、世界で初めて認定されたことを意味する。初めにＲＬＳが健康保険の下で診断され治療されるよう整備されたことについては、すべてグラクソ・スミスクライン社のお蔭であると述べたが、正確にはＦＤＡとグラクソ・スミスクライン社との共同作業により理論武装して整備されていったのである。

　ところで、欧米ではグラクソ・スミスクライン社がＲＬＳの啓発にもっとも大きな貢献を果たしてきたが、我が国でＲＬＳ啓発活動を牽引したのはベーリンガー・インゲルハイム社である。我が国では欧米に遅れること五年の二〇一〇年一月にベーリンガー・インゲルハイム社のプラミペキソールが最初のＲＬＳ治療薬として認可された。厚生労働省が製造販売承認の条件としたのは、ベーリンガー・インゲルハイム社がＲＬＳ診断基準を広く社会へ啓発すること、医療従事者を教育すること、そして国際ＲＬＳ評価尺度を用いた薬効評価をうながすことの三点であった。以来、ベーリンガー・インゲルハイム社は全国各地で市民講演会、医療従事者向け講演会を行い、疾患啓発活動に努めている。

ＲＬＳの啓発に貢献した製薬企業はグラクソ・スミスクライン社とベーリンガー・インゲルハイム社であるが、忘れて欲しくない企業にアメリカ系ビッグ・ファーマのイーライリリー社がある。そもそも、ＲＬＳの適応症取得に道を開いたのはイーライリリー社である。ＲＬＳが一部の専門家の間でしか正しく診療されていなかった一九九八年に、イーライリリー社は同社のパーキンソン病治療薬ペルゴリドを用いた世界で最初のＲＬＳの大規模臨床試験を開始した。これはオーストラリアと欧州六カ国（ベルギー、ドイツ、フィンランド、イタリア、オランダ、スペイン）における一七の病院で同時に実施された多施設共同研究で、約一〇〇例の特発性

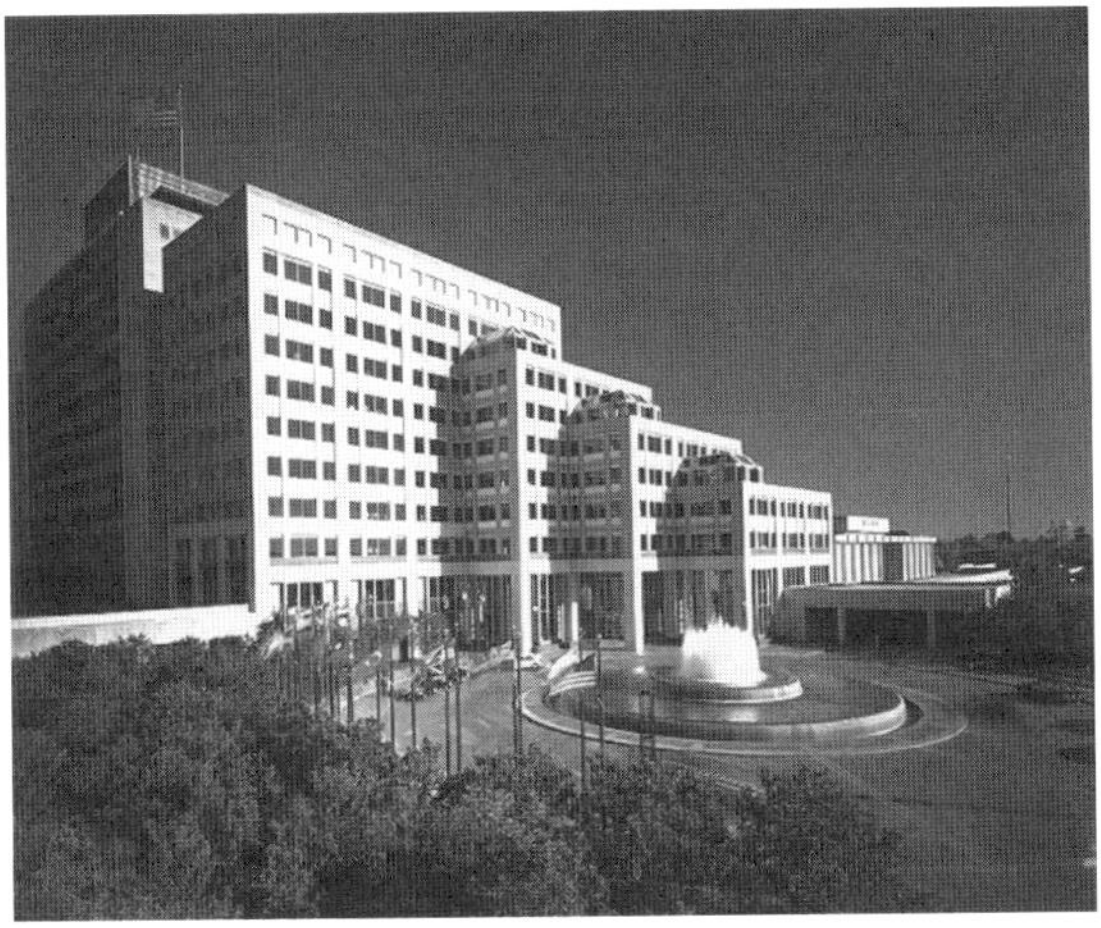

アメリカ・インディアナ州にあるビッグ・ファーマのイーライリリー本社。世界で最初にレストレスレッグス症候群の大規模臨床試験を実施した。
(Eli Lilly and Company ホームページ：https://www.lillyindia.co.in/history.cfm より引用)

RLS患者を対象に一二カ月間のペルゴリド治療を行い、その有効性と安全性を検討するものだった。臨床試験で約一〇〇例のRLS患者を集めるのに要する時間は、今なら一週間で事足りるだろう。しかし一九九八年当時、特発性RLS患者一〇〇例というのは天文学的な数字に思われた。イーライリリー社と一七の病院はさまざまな方法で患者の発掘と臨床試験へのリクルートを行い、一年間で目標の一〇〇例を臨床試験へ組み入れることに成功した。そして一二カ月間のペルゴリド治療が有効で安全なことを科学的に証明した。この臨床試験の成功により、ペルゴリドやその他のドパミンアゴニストにとってRLSの適応症を取得するための最初の関門が開かれた。

イーライリリー社の貢献を具体的に述べると、第一には臨床試験で用いた試験デザインの分析感度を検証したこと、第二には多施設共同試験が実施可能なことを示したことである。これ以後グラクソ・スミスクライン社もベーリンガー・インゲルハイム社も安心して同じ試験デザインを用いて多施設共同試験を計画できるようになった。第三には適切な臨床評価方法を同定したことである。まず、当時作られたばかりの国際RLS評価尺度について、専門家や患者自身が感じる重症度との相関をみる妥当性の検討、ならびに評価者間と再テストにおける信頼性の検討をペルゴリドの臨床試験を通じて確認した。これにより、RLSの重症度評価と薬効評価において国際RLS評価尺度は妥当で信頼できる評価方法とみなされるようになった。そして、この試験以後あらゆるRLSの臨床研究で用いられ、現在ではRLSの重症度評価における標準的指標、ゴールドスタンダードとなっている。また、七カ国一七の病院でそれぞれ実施された睡眠ポリグラフ検査のデータをすべて一カ所の独立した研究施設に集めて一人の専門家が判定した。これにより施設ごとに判定された場合に生じる結果のバラツキを最小限に抑えることが可能となった。

言うのは簡単だがこれを実現するのには大変な労力がいった。まず睡眠ポリグラフ検査を行う一七施設が同じ方法で同じ感度で記録するように検査の実施方法を細かく定めて全施設でトレーニングを行い、さらに事後に正しく実施されたか確認しなければならなかった。各施設で使用する睡眠ポリグラフ検査機は製造メーカーがバラバラで一六の異なったシステムでデータが記録されたので、これらを共通のデータフォーマットに変換するプログラムも必要だった。この試験は当初八カ国の三〇病院で実施することを計画していたが、睡眠ポリグラフ検査のデータ変換が技術的に不可能だったり、厳密な手順に従えない病院が脱落して、試験開始時には七カ国一七病院となった。そして最終的にデータ解析に耐えうる睡眠ポリグラフ検査を実施できたのは一五病院だけだった。しかし解析結果の再現性はきわめて高いもので、多施設共同研究で行われた生理学的検査としては精度の高い優れた検査方法となったのである。このようなやり方はセントラル・ラボと呼ばれ、今では常識となっているが、一九九八年当時は斬新な方法であった。

第四には適切な患者層を同定したことがあげられる。この試験では国際RLS研究グループ診断基準によりRLSと診断できる患者で三カ月以上不眠症のある患者が対象とされたが、RLSの重症度という点では患者の組み入れに特に規定はなかった。最終的に参加した患者の国際RLS評価尺度を見ると、平均二四〜二五点、標準偏差六点の、現在でいうところの、「いわゆる中等症から重症」のRLS患者であった。そしてこの重症度の患者層が治療薬から得られる効果が副作用のリスクを上回る薬物治療が適切な患者層であり、かつ、安全で確実に臨床研究へ参加できる患者層であることを明らかにしてくれた。第五には、イーライリリー社の臨床試験を通じて参加した病院に研究インフラが整備され専門家が増えた。そして、それらの病院と専門家が地域における核となり、二〇〇〇年以後の急速なRLS研究の発展を先導していった。グラクソ・スミスクライン社とベーリンガー・インゲルハイム社は、イーライリリー社が開拓して整備した環境の上で効率良く臨床試験を進めて行ったことになる。イーライリリー社は結局ペルゴリドのRLS適応症を取得しなかった。理由はビジネス上の決断によるものである。イーライリリー社が数十億円を投資して臨床試験を実施したプロジェクトは最終的な果実を収穫することなく幕を降ろすことになった。イーライリリー社のRLS適応症取得プロジェクトは、ビジネスにおいては失敗例として記録されるのかもしれない。しかし、RLS臨床研究においては先の五つの理由によりイーライリリー社の貢献は研究者の記憶に長くとどめられている。

これまで病気と考えられていなかった脚の自覚症状を、実は重要な健康の問題を引き起こすRLSという病気なのだと認識させて、互助制度である健康保険を使って診断して治療することを国民に了解してもらうためには、臨床試験を実施して治療薬の有効性と安全性を確認し、行政機関にRLSの重要性、治療の必要性、経済性を認定してもらわなければならない。臨床試験と治療薬の適応症取得を実行できるのは世の中で製薬企業だけである。そして疾患の啓発と医療従事者の教育も大規模に実施できるのは製薬企業だけである。本来、これらの活動は保健行政や医師が行うべき仕事であろう。事実カール・アクセル・エクボムはその半生をＲＬＳの疾患啓発に捧げていた。最近では国際ＲＬＳ研究グループの研究者たちが中心となってＲＬＳの啓発活動が行われてきた。しかし、その歩みは遅々としたもので、すべての患者と医療従事者がＲＬＳを正しく認識するまでには何年を費やすのか知れない状況であった。

これを救ったのが製薬企業である。二つのビッグ・ファーマが競って治療薬のテレビコマーシャルを打ったことにより、アメリカにおいては瞬く間にＲＬＳの疾患啓発は完了した。また、ＲＬＳという新しい疾患を社会の中でどう扱うのかという問題について、医療の必要性を議論するためには信頼のおける科学的なデータが必要となる。そして、厳密なガイドラインに則った臨床試験を実施して科学的なデータを集めるためには膨大なマンパワーと巨額の研究費が必要となる。実際に臨床試験を実施してデータを収集することができるのも製薬企業だけである。特に、既存のデータが乏しく、研究方法も整備されていないＲＬＳのような未開拓の分野において、最初に臨床試験を実施できるのは、資金に余裕があり野心のあるビッグ・ファーマをおいてほかにはない。

現在欧米においては、成人の慢性疾患のリストの中へ冠動脈疾患や糖尿病と並んでＲＬＳがしばしば顔を出すような状況となっている。もはやＲＬＳはしっかりと社会に溶け込んだ感がある。カール・アクセル・エクボムが生涯を費やしてもかなわなかったＲＬＳの疾患啓発は、ビッグ・ファーマによりいまや疾患啓発を通り越し、ＲＬＳが重要な慢性疾患として社会へ認識されるまでになった。今日のビッグ・ファーマは医療の世界において資金、技術、情報のすべてにおいて抜きん出た存在であり、何でもできる巨大な力を持っている。しかし世の中がビッグ・ファーマに期待する役割は、既存薬の適応症追加や疾患の啓発活動などではなく、画期的な新薬を次々に産み出してくれることだということを、ビッグ・ファーマの皆さんは忘れないでほしい。

参考文献

GlaxoSmithKilne: Annual report 2005 (http://www.gsk.com/reportsandpublications.htm)

Boehringer Ingelheim: Annual report 2005 (http://www.boehringer-ingelheim.com/corporate_profile/annual_report.html)

Trenkwalder C, Hundemer H-P, Lledo A, et al.: Efficacy of pergolide in treatment of restless legs syndrome-the PEARLS study. Neurology 62: 1391-1397, 2004

Penzel T, Brandenburg U, Peter JH, et al.: A new design of a polysomnography-based multi-center treatment study for the restless legs syndrome. Clinical Neurophysiology 113: 571-578, 2002

9 もっとも重要な疾患

二〇一二年一〇月八日に、とびきり明るいニュースが日本国内を駆けめぐった。スウェーデン・カロリンスカ研究所のノーベル賞委員会が二〇一二年のノーベル医学生理学賞を京都大学iPS細胞研究所の山中伸弥教授に授与すると発表したのだ。受賞理由は、それまで不可能と考えられてきた、いったん成熟した細胞を再び初期段階の万能細胞へ戻す方法を発見したことだ。山中教授らによるこの発見が論文発表されたのは今から六年前と五年前のことで、これから紹介する出来事はちょうどそのころのお話である。

二〇〇七年一一月二一日にも、今回と同じように明るいニュースが日本国内を流れた。山中教授らはヒトの皮膚細胞から心筋細胞や神経細胞など、さまざまな細胞に分化する能力を持つ万能細胞「人工多能性幹細胞（iPS細胞）」を、世界で初めて創り出すことに成功し、それがアメリカの生命科学雑誌「セル」に発表されたのだ。患者自身の遺伝子を持つ細胞が創り出せれば、免疫拒絶反応なしで移植治療に利用することができるが、これまでの技術で創ることが可能な「胚性幹細胞（ES細胞）」は作製の際に赤ちゃんになる受精卵を壊す必要があり、生命倫理上の問題が最大の障害になっていた。一方、山中教授が創ったiPS細胞は受精卵を利用する必要がなく、倫理的な大問題をクリアできる画期的なものだった。このiPS細胞の研究成果が発表された時期と国の予算編成の時期が重なり、復活折衝で研究費の増額が認められ、総計三〇億円あまりを投入してオールジャパン体制の京都大学iPS細胞研究センターが発足した。我が国の次代を担う新産業の勃興を期待して、当面は研究の世界的な競争を勝ち抜くために、異例の早さで政府が決定したプロジェクトだった。

このニュースの興奮さめやらぬ二〇〇七年一二月二一日に、世界でもっとも権威のあるアメリカの科学雑誌「サイエンス」が恒例の「今年の画期的な科学的成果トップ・テン」を発表した。残念ながら「iPS細胞の開発」は第二位にランクされた。iPS細胞は発表が一一月と年末だったせいもあるが、これを制して堂々の第一位に選ばれたのが「ヒトゲノムの多様性」である。

ゲノムとは一体の生物が持つ全DNA配列のことで、ヒトのゲノムは四種類のDNAが三〇億個つながってできている。正確には三〇億個すべてが一本につながっているのではなくヒトでは二三本の染色体にわかれてつながっている。通常は二三本のセットが二セットずつすべての細胞の中に納まっている。四種類のDNAがどのような配列でつながっているのかについては一九九〇年からスタートした国際ヒトゲノムプロジェクトにより一三年の歳月を費やして二〇〇三年にほぼすべてのゲノム配列が判明した。それから二年後にチンパンジーの、さらに四年遅れて二〇〇九年にマウスのゲノム配列がそれぞれ判明した。その結果、ヒトとマウスでは八五%、ヒトとチンパンジーでは九八%が共通の遺伝子を持っており、まさにヒトとサルの差は髪の毛三本程度だった。

ヒトと他の哺乳類の遺伝子の違いが明らかにされる一方で、個人個人のゲノムの違いも明らかになってきた。ヒトゲノムの九九・九%のDNA配列は地球上のすべての人間に共通している。

しかし、〇・一％のDNA配列は異なっており、それが個人個人の違いを生む余地を与えている。こうした違いはDNAの文字が別の文字にランダムに置き換わることでできてくる。個人個人で一個だけDNA配列の種類が異なるような場所があり、「一塩基多型（SNP）」と呼ばれゲノム配列全長にわたって約一五〇〇万カ所存在すると考えられている。この一五〇〇万カ所すべてで個人のDNAの種類を明らかにすれば個人の遺伝子配列の特徴が明らかにできるのである。しかしながら、一人当たり一五〇〇万カ所を調べるとなると莫大な費用と手間が必要となる。一方で一五〇〇万カ所すべてを調べる必要がないこともわかってきた。隣同士のSNPのように、染色体上で近傍にあるDNA配列の変異は同時に遺伝する傾向がある。このように近接した複数のDNA配列の変異を持つ染色体上の領域をハプロタイプと呼ぶ。二〇〇五年にはヒトの染色体上には三〇万から六〇万カ所のハプロタイプが認められ、多くのハプロタイプの種類はせいぜい五個程度であることがわかってきた。したがって、一五〇〇万カ所を調べなくても約五〇万カ所のハプロタイプを調べれば個人のゲノム配列の特徴を知ることができるようになったのである。

実際に我々が知り得ることは、ある個人の全ゲノム配列は取り得る可能性のあるすべてのハプロタイプの順列の中のいずれの組み合わせになるのかということである。取り得る可能性のあるすべてのハプロタイプの順列の数がどのくらいになるのかというと、一つのハプロタイプの種類を五個とすると、五の五〇万乗の順列が考えられることになる。ちなみに、五の一四乗で六一億となり世界の人口に匹敵することを考えれば、ヒト遺伝子の五の五〇万乗という順列の数はほとんど無限の多様性を持つことになる。この技術の応用として最初に選ばれた課題が重要な病気に関連する遺伝子を見つけ出すものであった。すなわち、ある病気の患者には認められるが病気のない人には認められないハプロタイプの種類が見つかれば、そのハプロタイプの種類を持っているとその病気になりやすい体質を持って生まれてきたことになる。このように患者と対照でゲノム全域にわたりハプロタイプを比較する方法は「ゲノム全域関連性研究」と呼ばれ、二〇〇五年から世界中の医学研究所が一斉に取り組んだ。その結果、二〇〇七年に糖尿病、冠動脈疾患、乳癌、緑内障、リウマチ、多発性硬化症、大腸癌など十数個の病気で五〇個を超える関連遺伝子が見つかったのである。二〇〇三年にヒトゲノムの全DNA配列が明らかにされて以来、その配列を基盤として少しずつ積み上げられてきたヒトゲノム多様性の研究の蓄積があり、それらをもとに一気に「ゲノム全域関連性研究」の成果が花開いたのが二〇〇七年であった。そして、科学誌サイエンスは「ヒトゲノムの多様性」を「二〇〇七年の画期的な科学的成果第一位」に選んだのである。

やや前置きが長くなったが、新たに病気の関連遺伝子が見つけられた十数個の病気の中にRLSもあり、四つの関連する遺伝子が同定されたのであった。私が強調したいのは、RLSに関連する遺伝子が発見されたことではなくて、ゲノム全域関連性研究の最初の対象疾患として欧米でRLSが選ばれていたことである。

この研究分野には巨額の研究費と多くの人材が投じられることになるので、研究対象に選ばれる疾患も当然多くの人たちに関心のある重要な疾患でなければならない。糖尿病はしかり、冠動脈疾患もしかり、がんもしかりである。それらのメジャーな病気に混じって、サイエンス誌の選んだ二〇〇七年の画期的な科学的成果第一位「ヒト遺伝子の多様性」を明らかにした疾患リストの中にＲＬＳが載っていたのである。我が国ではほとんどの一般の人がレストレスレッグスの名前すら知らないときに、すでに欧米では優先順位の高い重要な疾患として扱われ、二つの独立した研究施設で競い合うように研究が実施されていたのだ。その後、数年間でこのゲノム全域関連性研究はあらゆる病気に対して行われるようになり、あるいは病気を超えて、体質、体格、性格、さらには運動能力、知的能力、創造性や芸術性と関連する遺伝子の探索方法としても広く利用されるようになった。ゲノム全域関連性研究は、今やヒトのあらゆる特質と関連する遺伝子を見つけるもっとも基本的な研究方法となった。しかし、この新しい研究方法の黎明期においては、その方法の有用性や妥当性を認知してもらうために、研究者は多くの人が関心を持ち、その研究成果が多くの人に受益をもたらすようなテーマを優先的に研究対象として進めていったはずである。それが糖尿病であり、冠動脈疾患であり、がんなのだ。ところが、そこにＲＬＳが入っていたのである。それは取りも直さず、当時の欧米の研究者がＲＬＳを優先すべきもっとも重要な疾患の一つと考えたからにほかならない。

参考文献

The 2012 Nobel Prize in Physiology or Medicine - Press Release. Nobelprize.org. October 8, 2012 (http://www.nobelprize.org/nobel_prizes/medicine/laureates/2012/press.html)

Pennisi E: Breakthrough of the year-human genetic variation. Science 318: 1842-1843, 2007

10　遺伝子MEIS1

二〇〇七年七月一八日、アメリカの全国紙USAトゥデイ新聞の社会面に「レストレスレッグス・シンドロームは本物だ」の見出しが踊った。この週に世界でもっとも権威のある二つの医学雑誌、アメリカのニューイングランド医学雑誌とイギリスのネイチャー遺伝学雑誌に、RLSと関連する遺伝子の発見を報告する二つの研究論文が発表された。一つはドイツの研究グループによるもので、ドイツ人とカナダ人のRLS患者一六〇〇人と対照者二六〇〇人のゲノムを比較した結果、患者に多く見られる一塩基多型（SNP）のある遺伝子を四つ見つけた。もう一つはアイスランドの研究グループよるもので、アイスランド人RLS患者四〇〇人と対照者一六八〇〇人のゲノムを比較してRLSと周期性四肢運動に関連する遺伝子を一つ見つけた。そしてその遺伝子はドイツのグループが見つけた遺伝子と同じものだった。二つの研究グループが国籍の異なる患者のゲノムを別々に研究した結果、同じ遺伝子にたどり着いたので、これは本物の病気であると新聞メディアが認めてくれたのだ。その後も異なった患者集団のゲノムで追試が行われて同じ結果が確認された。現在ではRLSと関連する六つの遺伝子が明らかになっている。

それでは、病気に関連する遺伝子さえわかれば病態の解明から治療方法の開発まで一挙に進むのかと問われれば、ほとんどの場合そう簡単にはいかない。RLSについても話は同じだ。RLSでは、これまでの研究で脳の鉄欠乏によりドパミン受容体が減少して症状が起きることが明らかにされた。したがって、研究者たちはＲＬＳの関連遺伝子も鉄の吸収、輸送、代謝に関係のある遺伝子だろうと予想していた。ところが、見つかった六つの関連遺伝子はいずれも鉄の体内動態とは無関係な遺伝子だったのだ。三つは胎生期に身体や組織を発達させる遺伝子で、一つは細胞の増殖をコントロールする遺伝子、一つは脱リン酸化酵素の遺伝子、一つは染色体の構造を調整する遺伝子だった。この六つの遺伝子の中で統計学的にもっともＲＬＳと関連性が強かったのが第二染色体短腕にある遺伝子ＭＥＩＳ１だ。

ＭＥＩＳ１の主な役割はまず胎児期に腕や脚を正常に成長発育させることである。実験でニワトリとネズミの受精卵に遺伝子操作をしてＭＥＩＳ１が過剰に働くようにしておくと、生まれてきたヒヨコやネズミの赤ちゃんでは人間の前腕と下腿に相当する部分が正常よりも短くなっていた。さらに遺伝子操作でＭＥＩＳ１の作用を強くすれば強くするほど前腕と下腿の長さはより短くなった。ＭＥＩＳ１には腕や脚を成長発育させるほかにも、胎児期に脊髄で運動神経細胞のネットワークや末梢神経の感覚器官を形成する役割もあり、腕や脚の運動機能と感覚機能の発達にも重要な遺伝子なのである。

ゲノムの中の特定の領域に注目すると、ヒトの集団には野生型と呼べるような標準的なＤＮＡ配列をしたハプロタイプと、変異型と呼べるようなその領域にあるＳＮＰのＤＮＡ配列が異なったハプロタイプとが混在している。そして、その集団で何世代にもわたって交配が繰り返されるなかで、一つの野生型ハプロタイプと数個の変異型ハプロタイプがそれぞれ一定の割合で平衡状態を保って存在するようになる。ＭＥＩＳ１についても、ＭＥＩＳ１遺伝子の第八イントロンに注目すると野生型と五つの変異型の合計六種類のハプロタイプが存在する部分がある。冒頭で紹介したドイツの研究グループはＭＥＩＳ１のこの六種類のハプロタイプの割合をＲＬＳ患者と対照者で比較した。その結果、ある一つの変異型ハプロタイプが対照者の中では一〇％だけ認められたのに対し、ＲＬＳ患者では二三％も認められたのだった。言い換えると、ＭＥＩＳ１のこの変異型ハプロタイプを持っている人は、ＲＬＳの一般有病率を一〇％とすると、野生型ハプロタイプの人と比べて二・一倍ＲＬＳになりやすいことが明らかになった。統計学的にもっとも強い関連性がある遺伝子といってもこの程度の関連性であり、その変異型ハプロタイプがあれば一〇〇％発病するわけではないし、それがないから一生ＲＬＳにはならないというわけでもない。結局のところ、ＭＥＩＳ１の変異型ハプロタイプを持つ人も持たない人も、その他の遺伝子の要因や後天的な環境の要因がいろいろと重なった結果として脳が鉄不足の状態となり、最終的にＲＬＳを発病するのである。

ところで、ＭＥＩＳ１遺伝子の変異型ハプロタイプは患者にどのような影響を及ぼす可能性があるのだろうか。ここから先は想像のお話である。これまでの研究結果から患者で起きることを妄想してみたい。ＲＬＳ患者に多く見られた変異型ＭＥＩＳ１の変異の部位はＭＥＩＳ１遺伝子の第八イントロンにある。一般に蛋白質のコード領域であるエキソンに変異がある場合には、本来のアミノ酸が別のアミノ酸に置き換わったり、全体に短くなったりして蛋白質が正常に機能しなくなることが多い。一方、イントロンの変異では翻訳されるアミノ酸の種類が変わることはないが、蛋白質が短くなったり、蛋白質の産生量が減ったり増えたりすることがある。この点については、カナダの研究グループが行った実験により、RLS患者に多く見られたMEIS1の第八イントロンの変異はMEIS1蛋白質の産生量を低下させる変異であることが明らかになった。すなわち、変異型MEIS1を持っている人はMEIS1蛋白質の産生量が野生型MEIS1を持っている人よりも減っているのである。

それではMEIS1蛋白質の産生量が減るとどうなるのだろうか? ニワトリとネズミの実験で見られたように、胎児期にMEIS1蛋白質の産生量が異なると人間でも下腿や前腕の発達が正常の発達からずれてくることが予想される。すなわち、変異型MEIS1を持った胎児は胎生期にMEIS1蛋白質の産生が低下するため、下腿と前腕の解剖学的な「造り」が野生型MEIS1の胎児とは異なってくる可能性がある。さらに、脊髄の運動神経細胞のネットワークや末梢神経の感覚器官の形成も、野生型MEIS1の胎児とは異なる発達を見せるであろう。その結果、変異型MEIS1を持つ人はRLSの症状を起こしやすい脚や腕や神経組織を持って生まれているのかもしれない。

しかしここで誤解のないように書いておくが、RLSを起こしやすい生まれつきの体質があるとしても、MEIS1の変異型だけで決まるわけではない。理論的には今日までに見つかった六つの関連遺伝子の変異型を全部合わせても、家族性患者や双生児患者の研究から予測されているRLSの遺伝的要因全体の六・八%しか説明できないこともわかっている。RLSを引き起こす遺伝子に関連した異常の大部分はいまだ明らかとはなっていないのだ。また、遺伝的要因や生まれつきの体質だけで病気になるわけではない。先天的な体質に鉄欠乏などの後天的な環境の要因が加わって初めて病気は発生するのである。したがって、RLSの発病には、未知の遺伝的要因や後天的な環境の要因のほうが変異型MEIS1よりも数十倍重要なのだ。

余談になるが、筆者と筆者の両親はゲノム解析を行った。そして、自分たちのMEIS1についてもRLSに関連する一つのSNPの遺伝子型が判明している。それはMEIS1の第九イントロンにあるrs2300478と呼ばれる遺伝子多型で、もっとも多い野生型はT型だが、それがG型の人はRLSになりやすい。筆者と父は一対のMEIS1がともにT型のT／T型で、母は一方のMEIS1がT型、他方のMEIS1がG型のT／G型であった。したがって、母は筆者や父よりもRLSになりやすい体質を持って生まれてきたことになる。どの程度RLSになりやすいのかというと、欧米人のデータから予測するとT／T型の人と比べてT／G型の人は一・六八倍、G／G型の人は二・八二倍RLSになりやすいことになる。母はすでに八〇歳を超えているがこれまでにRLSを発病していない。仮に今後発病したとしてもそれは最早遺伝子のせいではないだろう。「歳のせい」という後天的な要因で片づけられる。

参考文献

Stobbe M: Studies: restless legs syndrome is real. USA Today, 17 July, 2007

Stefansson H, Rye DB, Hicks A, et al.: A genetic risk factor for periodic limb movements in sleep. New England Journal of Medicine 357: 639-647, 2007

Winkelmann J, Schormair B, Lichtner P, et al.: Genome-wide association study of restless legs syndrome identifies common variants in three genomic regions. Nature Genetics 39: 1000-1006, 2007

Winkelmann J: Genetics of restless legs syndrome. Current Neurology and Neuroscience Reports 8: 211-216, 2008

Winkelmann J, Czamara D, Schormair B, et al.: Genome-wide association study identifies novel restless legs syndrome susceptibility loci on 2p14 and 16q12.1. PLoS Genetics 7: e1002171, 2011

Xiong L, Catoire H, Dion P, et al.: Meis1 intronic risk haplotype associated with restless legs syndrome affects its mRNA and protein expression levels. Human Molecular Genetics 18: 1065-1074, 2009

Mercader N, Leonardo E, Azpiazu N, et al.: Conserved regulation of proximodistal limb axis development by Meis1/Hth. Nature 402: 425-429, 1999

Mercader N, Selleri L, Criado LM, et al.: Ectopic Meis1 expression in the mouse limb bud alters P-D patterning in a Pbx1-independent manner. International Journal of Developmental Biology 53: 1483-1494, 2009

11　A11ドパミン仮説

夏の夕暮れ、プーンという嫌な羽音が横切ったなと思うと、案の定、しばらくして腕や首がかゆくなってくる。蚊に咬まれたのだ。身体を蚊に咬まれると、蚊が吐き出した唾液に皮膚の組織が反応して局所に炎症反応を起こしてくる。炎症物質が皮膚にあるかゆみのセンサーを刺激すると、その刺激は感覚性末梢神経を伝わって脊髄の後角にある感覚神経細胞を刺激する。脊髄後角の感覚神経細胞はその刺激を脳まで伝えて、それが脳で腕や首のかゆみとして認識される。かゆいのをそのままにしておくとイライラするので思わずポリポリ掻いてしまう。するとかゆみは軽くなる。これは掻くことで皮膚の触覚を感知するセンサーが刺激されて、その刺激が末梢神経を伝わって脊髄後角にある「門番」細胞を働かせて、感覚神経細胞の興奮を抑えるからである。また、何かに集中しているとかゆみを忘れている。これは脳が活動すると、脳から脊髄後角へ感覚神経細胞の興奮を抑える信号が送られるからである。

このように、かゆみと痛みの感覚が脊髄と脳でコントロールされていることを最初に提唱したのはマサチューセッツ工科大学の脳科学者のロナルド・メルザックと脊髄生理学者のパトリック・ウォールだ。一九六五年に発表されたこの学説は、脊髄後角の「門番」（ゲート・キーパー）細胞が痛みのコントロールにもっとも重要と考えるところからゲート・コントロール理論と呼ばれている。ゲート・コントロール理論はシンプルで明快で、さまざまな現象を上手く説明できるので、発表以来五〇年にわたり神経科学や医学の領域で広く受け入れられてきた。現在ではすべての生理学や医学の教科書で紹介される学説になっている。そして、このゲート・コントロール理論はＲＬＳの症状も説明できる。ＲＬＳの患者では脚をじっとしていると脚の内部のむずむずや痛みが強くなってきて耐え難い苦痛となってくるが、脚を動かしたり揉んだりするとその感覚は楽になる。これは脚を動かしたり揉んだりして触覚のセンサーを刺激することで、脊髄後角の門番細胞を興奮させて脊髄の感覚神経細胞の興奮を抑えているのである。読書やテレビゲームなどの精神活動で症状が出なくなるのも、脳から脊髄へ抑制信号が送られて脊髄の感覚神経細胞が抑えられるからなのだ。

ところで、ＲＬＳでは脚の症状に対してドパミン製剤が著効を示すことから、脳にあって脊髄の感覚神経細胞を抑制しているＡ11ドパミン神経細胞の機能が低下しているのではないかと考えられていた。しかしながら、蚊に咬まれたわけでもないのに、そもそもどうして脊髄後角の感覚神経細胞が興奮し始めるのかまではわからなかった。それでも医師たちは経験的に特有の症状からＲＬＳと診断してドパミン製剤で治療すれば上手く症状が治まるので、「Ａ11ドパミン神経細胞の機能低下」を診断して治療していると漠然と納得していた。しかし本当のところは、脳や脊髄というブラックボックスの中で何が起きているのかよくわからずに診療を続けてきたのだった。そこへゲート・コントロール理論にＡ11ドパミン神経細胞仮説を組み合わせてブラックボックスをガラス張りにしたかのようなＲＬＳの理論モデルが、二〇〇六年のアメリカ神経内科学会誌ニューロロジーに発表された。この脊髄ドパミン仮説モデルを提唱したのは、アメリカ・エモ

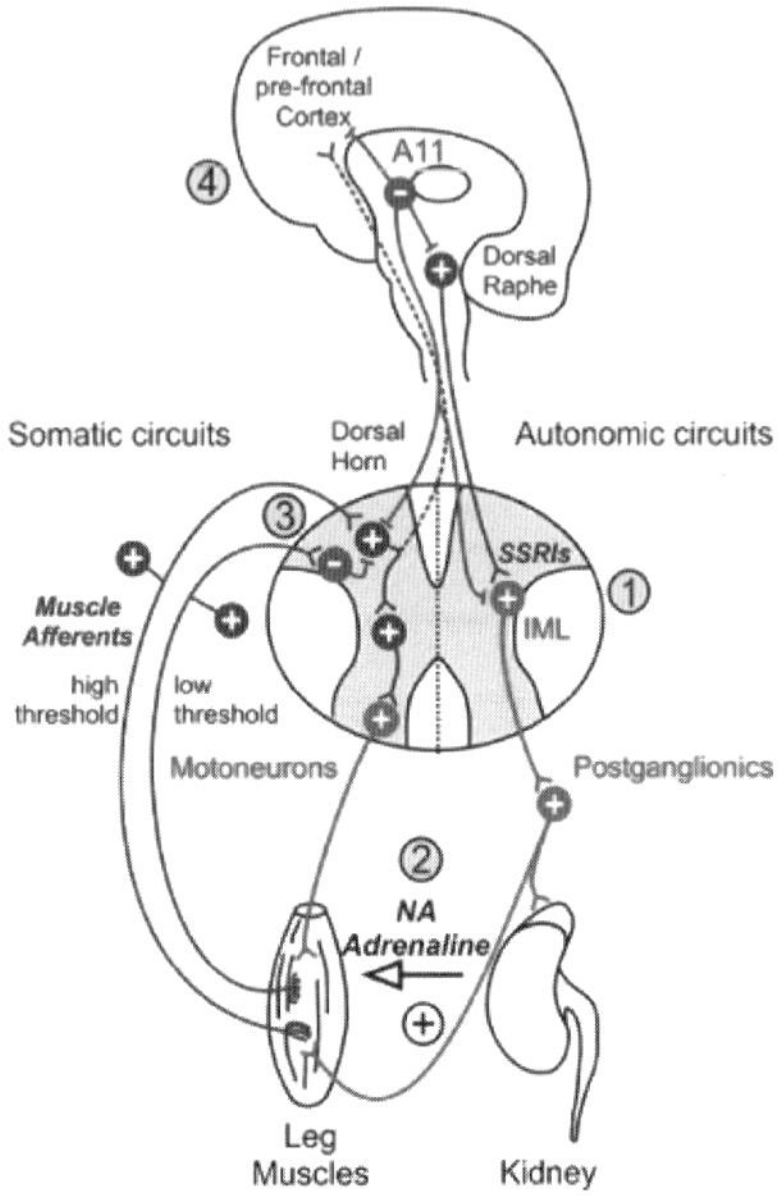

この疾患モデルがあるから、医師は自信を持ってレストレスレッグス・シンドロームの診断と治療を行える。
（Clemens S, Rye D, Hochman S: Neurology 67: 125-130, 2006より引用）

リー大学で脊髄神経細胞に対する脳のコントロールを研究テーマとして取り組んできた脊髄生理学者ショーン・ホックマンたちである。

ショーン・ホックマンらがこれまでに蓄積した脳と脊髄のネットワークに関する動物実験の結果から考察すると、RLSの症状はA11ドパミン神経細胞の機能低下ですべて上手く説明できる。A11ドパミン神経細胞は脊髄の神経細胞の中でも交感神経細胞へ特に強い抑制のネットワークを持っている。A11ドパミン神経細胞の機能が低下すると、最初に交感神経細胞に対する抑制がとれて交感神経細胞が興奮を始める（図1）。脊髄交感神経細胞の興奮は末梢神経を通じて脊髄の外へ伝えられる。交感神経細胞の興奮は、筋肉まで投射している交感神経性の末梢神経を通じて、あるいは交感神経刺激により副腎から血中へ分泌されたアドレナリンを通して、最終的に脚の筋肉を興奮させることになる。その興奮は、今度は筋肉内部にある感覚受容器に異常な興奮、すなわちむずむず感覚として感知される。そして、再び感覚

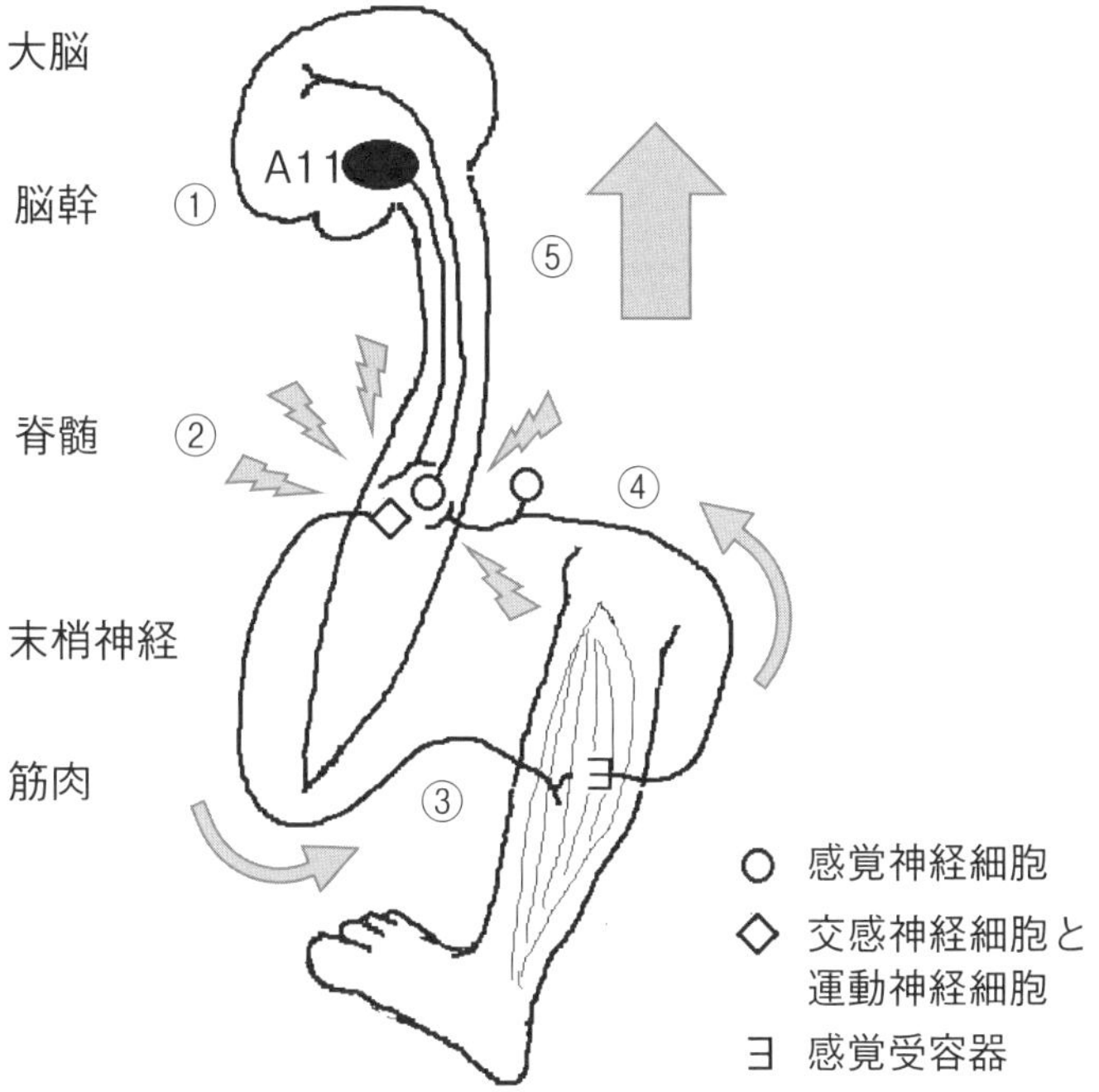

図１　脊髄ドパミン仮説モデル
筆者が患者へ説明するときに使うイラスト。①脳幹のA11ドパミン神経細胞の機能が低下すると脊髄の神経細胞に対する抑制が解除される。②抑制が取れると脊髄の神経細胞は興奮しやすくなる。初めに交感神経細胞が興奮して、興奮が末梢神経を通じて出力される。③そして支配領域にある脚の筋肉を興奮させる。筋肉の興奮は筋肉内部の感覚受容器でむずむず感覚として感知される。④むずむず感覚は感覚系末梢神経を通じて脊髄の感覚神経細胞へ入力される。⑤興奮しやすくなっている脊髄の感覚神経細胞は脚の末梢神経から入力されたむずむず感覚を普段以上に興奮して大脳へ伝達する。その結果、異常に不快なむずむず感覚として大脳に認識されることになる。

系の末梢神経を通って脊髄まで戻ってゆき、脊髄後角の感覚神経細胞へむずむず感覚として伝えられる。

　A11ドパミン神経細胞は脊髄の交感神経細胞のほかにも、脊髄の感覚神経細胞と運動神経細胞へも抑制のネットワークを持っており、A11ドパミン神経細胞の機能が低下するとそれらの抑制もとれるので脊髄の感覚神経細胞と運動神経細胞が興奮しやすくなってくる。よって、筋肉の感覚受容器でむずむず感覚として感知された信号が脊髄の感覚神経細胞へ届いた際に、感覚神経細胞は普段よりも容易に、より大きく興奮してしまうのだ。その過剰な興奮が脳へ伝えられたときに、脳は脚の内部に不快な強いむずむず感覚があると認識することになる。A11ドパミン神経細胞は大脳の感覚の認識に関する領域へも直接ネットワークを持っており、A11ドパミン神経細胞の機能低下は脳の認識にも影響を及ぼして不快なむずむず感覚が増幅されることになる。さらに、興奮しやすくなった脊髄の運動神経細胞が周期性四肢運動を引き起こすことにもなる。

　このように脊髄基礎研究のスペシャリストにより描かれた明快な脊髄ドパミン仮説モデルは、RLSを診療している臨床医たちにただちに受け入れられた。これまで医師たちは、理屈はよくわからないが上手くいくから経験に頼って診断と治療を行っていた。そこへ脊髄生理学者から診断と治療に理論的なお墨つきをいただいたわけである。今やRLSの診断、検査、治療のあらゆる臨床研究でホックマンたちの脊髄ドパミン仮説モデルが引用されるようになった。この脊髄ドパミン仮説モデルがゲート・コントロール理論のように五〇年後も使われるかどうかはわからないが、少なくとも今日世界中の多くの医師たちが自信を持ってRLSの診断と治療ができるようになったのは、この美しい理論モデルのおかげなのである。

美しく格調高い理論で世の中を変えたのがエモリー大学のショーン・ホックマンなら、ヒト・モノ・カネを使った圧倒的なデータで常識を覆したのがペンシルバニア州立大学の脳科学者ジェームズ・コナーである。当時、臨床現場においてRLSにドパミン製剤が著効する事実と動物実験においてA11ドパミン神経細胞の破壊がRLSと類似した症状を引き起こすことから、患者ではA11ドパミン神経細胞の機能が低下していることが予測されていた。RLSを長期間患ってもパーキンソン病にはならないことや、画像診断においてパーキンソン病では減少してゆくドパミン神経終末がRLSでは維持されていることから、パーキンソン病のようにドパミン神経細胞が進行性になくなっていく病気ではないことも予測されていた。果たしてRLSでA11ドパミン神経細胞は萎縮したり脱落したりしているのかいないのか。この疑問に答えるには患者の脳を直接調べるしか方法がない。しかし、RLSは死に至る病気ではないので患者が亡くなってそのために病理解剖されることはない。したがって、RLS患者の脳を直接調べられないことが研究のネックとなっていた。

ところがこの問題は、アメリカRLS財団のブレイン・ドネーション・レジストリーとハーバード大学のブレインバンクにより解決された。RLS財団が会員に呼びかけた、死後に自分の脳を寄付するプロジェクトに数年間で数百人の患者がボランティア登録をし、結果的に短期間で数十例のRLS患者の脳が集まった。次はこの貴重な脳を誰に解析してもらうか、皆が待ち望んでいる疑問の解決を誰に実行してもらうかを決めなければならなかった。そして、その任務を託されたのがRLS財団とRLS研究者に信頼の厚いジェームズ・コナー教授だった。

ジェームズ・コナーは慎重に研究プロセスを進めていった。はじめに特発性RLSの臨床診断と数十年間の臨床経過が明確な重症患者七例の脳を選択した。続いて伝統的な方法で脳の病理学的検査を行った。その結果、死亡時平均年齢七五歳の七つの脳には老化現象による病理変化が血管や細胞のあちこちに認められたが、パーキンソン病のようにドパミン神経細胞が減ったりなくなったりする所見はどこにも認められなかった。これにより、RLSが何十年続いてもパーキンソン病にはならないことが初めて証明され、二〇〇三年のニューロロジー誌に発表された。ただし、ドパミン神経細胞にまったく異常所見がないわけではなかった。患者の脳ではドパミン神経細胞の多い黒質と呼ばれる領域でRLSの予防に重要な鉄分が減少していることが明らかとなった。一般に細胞内に鉄が不足すると、外から鉄を取り込むために鉄を輸送しているタンパク質トランスフェリンと結合するトランスフェリン受容体が細胞内に増えてくる。ところが、RLS患者の脳ではトランスフェリン受容体が減少していた。これは顕微鏡では一見正常に見えるドパミン神経細胞に、鉄を取り込む仕組みの障害が存在することを示唆していた。

この新しい発見はジェームズ・コナーたちの研究者魂に火をつけた。もはや彼らの頭の中には一個の細胞を壁いっぱいに拡大した設計図しか見えていなかった。どうやって鉄が運ばれて、どうやって鉄が細胞内へ取り込まれるのか、どの蛋白質が働いて、どの遺伝子が調整するのか、ドパミン合成とドパミン伝達にどのような影響を及ぼすのか。彼らは患者の脳と培養神経細胞と実験動物を用いて、神経細胞の鉄の取り込みとドパミン伝達の変化を分析していった。その結果、血液―脳関門と呼ばれる血液中と脳組織とを隔てている脳の血管内皮細胞が、本来であれば鉄の貯蔵庫として働いて脳の鉄が不足した際にはただちに鉄を供給するのだが、脳の需要に応じて供給できるほど血管内皮細胞に鉄が貯蔵できない障害がRLSの背景に存在することが明らかになった。今後の研究は、この鉄の貯蔵庫をいかにして満タンにしておくか治療法を考えることに移ってゆくことになる。

ところで、A11ドパミン神経細胞の話はどうなったのか？　一個の細胞の中にある蛋白質や遺伝子などのミクロの世界を見ているジェームズ・コナーには大した問題ではないのかもしれないが、臨床医にとってA11ドパミン神経細胞が患者の脳でどうなっていたのかはもっとも重要な問題だ。ジェームズ・コナーたちが患者の脳でドパミン神経細胞は障害されていなかったと発表したドパミン神経細胞はA8とA9と呼ばれるパーキンソン病と関連した細胞群であり、RLSで注目されているA11については一言も触れていなかった。理由はおそらくA11の細胞群がA8やA9と比べて評価しにくかったからだろう。A11のドパミン神経細胞は、マウスやラットなどのげっ歯類では明瞭な神経細胞の塊として同定できるので、そこを破壊してRLSの動物モデルを作るのに利用されている。一方、ヒトではA11のドパミン神経細胞は視床下部という領域に数ミリメートル存在するだけで、明瞭な一塊りの細胞群として同定することができない。ジェームズ・コナーたちは、一見してその辺りに明らかな異常所見がないので、A8とA9が障害されていないのだから同じドパミン神経細胞のA11もたぶん大丈夫と判断して、それ以上A11の追求をしなかったのだ。
基礎医学研究者のジェームズ・コナーにとってはそれでよいかもしれないが、患者のA11の検査結果を待っていた世界中の多くの臨床医たちはそれでは納得できなかった。結局、臨床医の関心事は臨床医が自分で解決しなければならない。最後はジョンズ・ホプキンス大学RLSセンターの神経内科医クリストファー・アーレイ教授が、六例の患者と六例の正常対照についてA11を含む領域の脳の連続切片を切り出して、顕微鏡を覗きながら約四〇〇個のA11のドパミン神経細胞を一個一個数えて一個一個の細胞の体積を測定してくれた。そして患者のA11ドパミン神経細胞は、正常対照と比べて細胞の数も減っていないしサイズも変わりないことを確認してくれた。「A11ドパミン神経細胞は脱落も萎縮もしていなかった」。したがって、RLSはパーキンソン病のように神経細胞がなくなってゆく病気ではない。二〇〇九年一二月のクリストファー・アーレイの論文報告で臨床医は安心してこれまでどおりの診療を続けられるようになった。A11ドパミン仮説を巡って繰り広げられたショーン・ホックマンやジェームズ・コナーたち基礎医学系研究者の華やかな研究成果の陰で、静かに報告されたクリストファー・アーレイの仕事を臨床医たちが忘れることはないだろう。

参考文献

Melzack R, Wall PD: Pain mechanisms: a new theory. Science 150: 971-979, 1965

Clemens S, Rye D, Hochman S: Restless legs syndrome-revisiting the dopamine hypothesis from the spinal cord perspective. Neurology 67: 125-130, 2006

Conner JR, Boyer PJ, Menzeis SL, et al.: Neuropathological examination suggests impaired brain iron acquisition in restless legs syndrome. Neurology 61: 304-309, 2003

Conner JR, Wang X-S, Patton SM, et al.: Decreased transferrin receptor expression by neuromelanin cells in restless legs syndrome. Neurology 62: 1563-1567, 2004

Conner JR, Wang X-S, Allen RP, et al.: Altered dopaminergic profile in the putamen and substantia nigra in restless leg syndrome. Brain 132: 2403-2412, 2009

Earley CJ, Allen RP, Conner JR, et al.: The dopaminergic neurons of the A11 system in RLS autopsy brains appear normal. Sleep Medicine 10: 1155-1157, 2009

12 鉄輸送障害

世界中のRLS研究者たちにとって、RLSの診療と研究の聖地といえば、アメリカ・メリーランド州バルチモア市のジョンズ・ホプキンス大学病院RLSセンターである。その聖地ジョンズ・ホプキンス大学において、二〇〇八年一〇月二七日から三日間、アメリカRLS財団の主催による第二回RLS科学会議が開かれた。参加者はRLS財団の医学アドバイザー委員会と科学アドバイザー委員会に名を連ねるRLS研究の専門家たちで、我が国からは東京医科大学の井上雄一教授も招待された。この会議は「RLS科学研究の過去と現在と未来―何を成し遂げたか、何をすべきだったのか、その差をどう埋めてゆくか」をテーマに掲げて、過去一〇年間で明らかになった研究成果を全員で確認して、今後進むべき研究の方向を皆で話し合い共有するものだった。この会議において、研究成果の第一番目にあげられたのがRLSにおける鉄の役割の解明だ。

まずRLSの症状が現れるメカニズムは、これまでの神経生理学の知識から以下のように考えられている。夜間に脳のドパミン伝達が低下すると、脊髄で交感神経と感覚神経と運動神経を司っている神経細胞に対するドパミン神経からの抑制が解除されて、脊髄のそれぞれの神経細胞が興奮してくる。もっとも興奮するのが交感神経細胞で、興奮は交感神経系の末梢神経を通じて脚の筋肉の興奮性を高めてむずむずを感じさせるようになる。そのむずむず感は感覚系の末梢神経を通じて、興奮性が高まっている脊髄の感覚神経細胞へ入力されて通常よりも強い異常感覚と

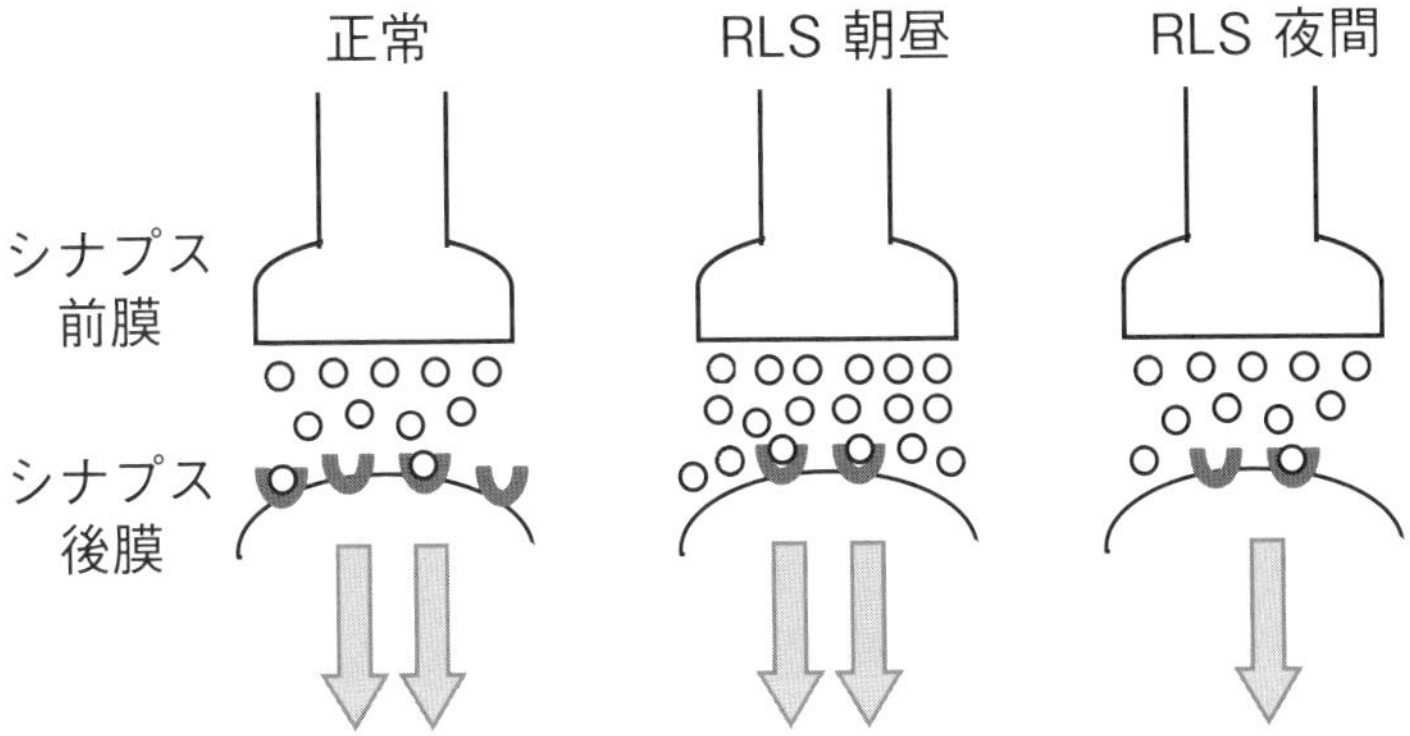

図2　RLSのドパミン神経伝達
RLSではドパミンの産生とシナプス前膜からの放出が増えている。シナプス後膜ではドパミン受容体の数を減少させてドパミン神経伝達の大きさを一定に保つように調節している。しかし日内変動で夜間にドパミンの産生と放出が減少すると、受容体が少ないためにドパミン神経伝達が低下してしまう。

して脳へ伝達されてゆく。それが脳で認識されるむずむず脚の強い不快感となるのである（83ページの**図1**）。さらに、脊髄における運動神経細胞の興奮は末梢神経を通じて出力されて周期性四肢運動となって現れる。これが脚にむずむず感覚と周期性四肢運動が現れるメカニズムである。

それでは、夜間に脳と脊髄（以下、脳とする）のドパミン伝達が低下するのはどうしてなのか。脳のドパミン伝達は、シナプスにおいてシナプス前膜から放出されるドパミンをシナプス後膜のドパミン受容体が受け取ることによって成り立っている（**図2**）。脳では、シナプスへ放出されるドパミン濃度に応じてドパミン受容体の数を自動調整することでドパミン伝達の恒常性が維持されている。しかしＲＬＳ患者の脳では、初めからドパミン受容体の数が減少しているために、生理的な日内変動で夜間にドパミン産生が低下してくると、減少したドパミンを代償できるほど素早くドパミン受容体の数を増加させることができない。こうして夜間にはドパミン受容体の数が相対的に不足した状態となり、脳のドパミン伝達が低下するのである。ＲＬＳ患者において、初めから脳のドパミン受容体の数が減少しているのは、ＲＬＳ患者の脳では日中にドパミン産生が高まるので、ドパミン伝達を調整するために脳が自動的にドパミン受容体の数を減少させたからである。では、ＲＬＳ患者の脳でドパミン産生が高まるのはなぜなのか。それは脳に鉄が不足しているからである。

あっさり書いたが、脳の鉄が不足するとどのようなメカニズムでドパミン産生が高まるのかについては、現時点で正確にはわかっていない。わかっているのは、ＲＬＳ患者の脳では健常者よりも鉄分が減少していることと、アミノ酸の一種であるチロシンからドパミンへの生合成を進めるチロシン水酸化酵素の活性が正常よりも八〇％以上高まっていること、さらに実験動物や培養神経細胞において鉄分を欠乏させるとドパミン合成を進めるチロシン水酸化酵素の活性が高まること、シナプスへ余分に放出されたドパミンを細胞内へ取り込むことでドパミン濃度を一定に保つ役割を担っているドパミントランスポーターの機能が低下することである（**図３**）。それらの事実から、ＲＬＳ患者の脳では鉄分が不足した結果、ドパミンの産生が高まってシナプスでドパミン濃度が上昇すると考えられる。過剰なドパミンに対して、脳はドパミン受容体数を減少させることでドパミン伝達の恒常性を維持してゆこうとする。こうしてＲＬＳ患者の脳ではドパミン

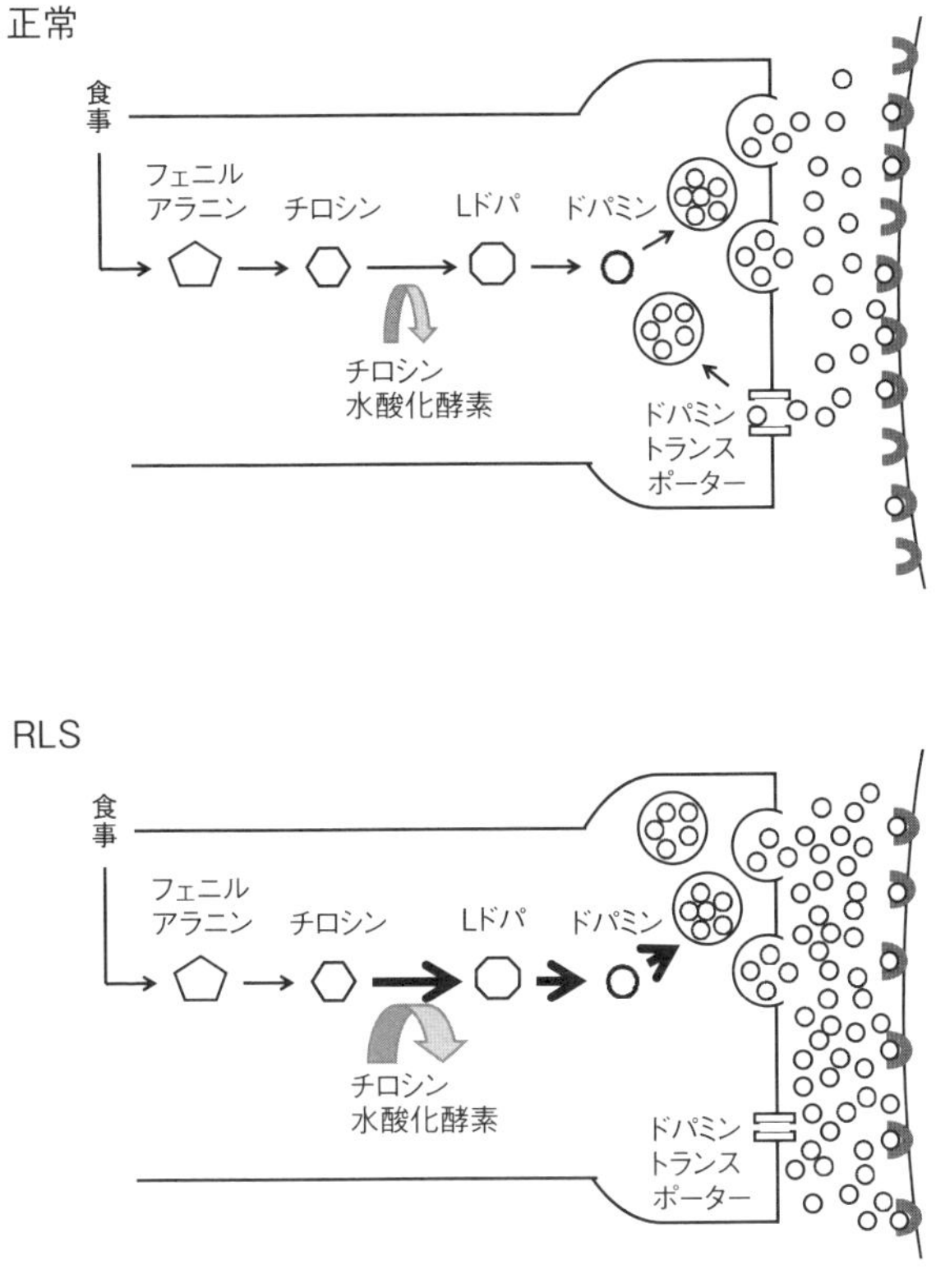

図3　RLSのドパミン産生と放出
ドパミンは神経細胞において食事で摂取されたアミノ酸フェニルアラニンから生合成されてシナプスへ放出される。生合成を進めるチロシン水酸化酵素とシナプスからドパミンを回収するドパミントランスポーターでシナプス内に放出されるドパミンの量を調節している。RLSでは、鉄の欠乏状態が続いた結果、チロシン水酸化酵素の活性が上がりドパミントランスポーターの活性が下がり、ドパミンの産生と放出が増えてくる。それを代償するためにドパミン受容体の数が減少する。

受容体数の減少という状況が作り出され、RLS症状の発現の下地が出来上がるのである。したがって、RLS症状の原因は脳の鉄不足ということになる。

RLS症状の原因は脳の鉄不足であるが、脳の鉄不足は身体の鉄不足と同じではない。身体に鉄不足があれば脳も鉄不足になるが、身体に鉄があっても脳では鉄が足りなくなることがある。後者の例が特発性RLS患者である。ここから先を説明するために、初めに身体と脳における鉄の取り込み、代謝、貯蔵を整理しておく（**図4**）。食事から摂取された鉄は十二指腸で腸上皮細胞から体内へ吸収される。腸上皮細胞の表面にある蛋白質DMT1を通して二価鉄イオンが細胞内へ取り込まれる。そして腸上皮細胞から蛋白質フェロポーチンを通して血中へ放出される。血中に放出された鉄は、鉄の輸送船である蛋白質トランスフェリンと結合して鉄―トランスフェリン複合体となり、血液の流れに乗って鉄を必要とするすべての細胞へと運ばれてゆく。鉄―トランスフェリン複合体は目的の細胞でその表面にあるトランスフェリン受容体と結合して鉄は細胞内へ運び込まれる。そして鉄は酸素運搬、酸化還元反応、細胞の分化増殖、神経細胞活動にかかわったり、フェリチンと結合して体内に貯蔵されたりする。

鉄が脳の細胞まで到達するためには、もう一つ余分なステップが必要となる。それは血液―脳関門BBB（英語ではBlood-Brain Barrierなので略してBBBと呼ばれる）を通過することである。BBBとは血中と脳との間に想定されている概念上の仕切りである。微生物や毒物がいったん血中に混入すると、それらの異物は血流に乗って全身を巡りさまざまな臓器へ進入してゆくことになる。しかし人間の身体では血中の異物が脳にだけは容易に進入できないようになってい

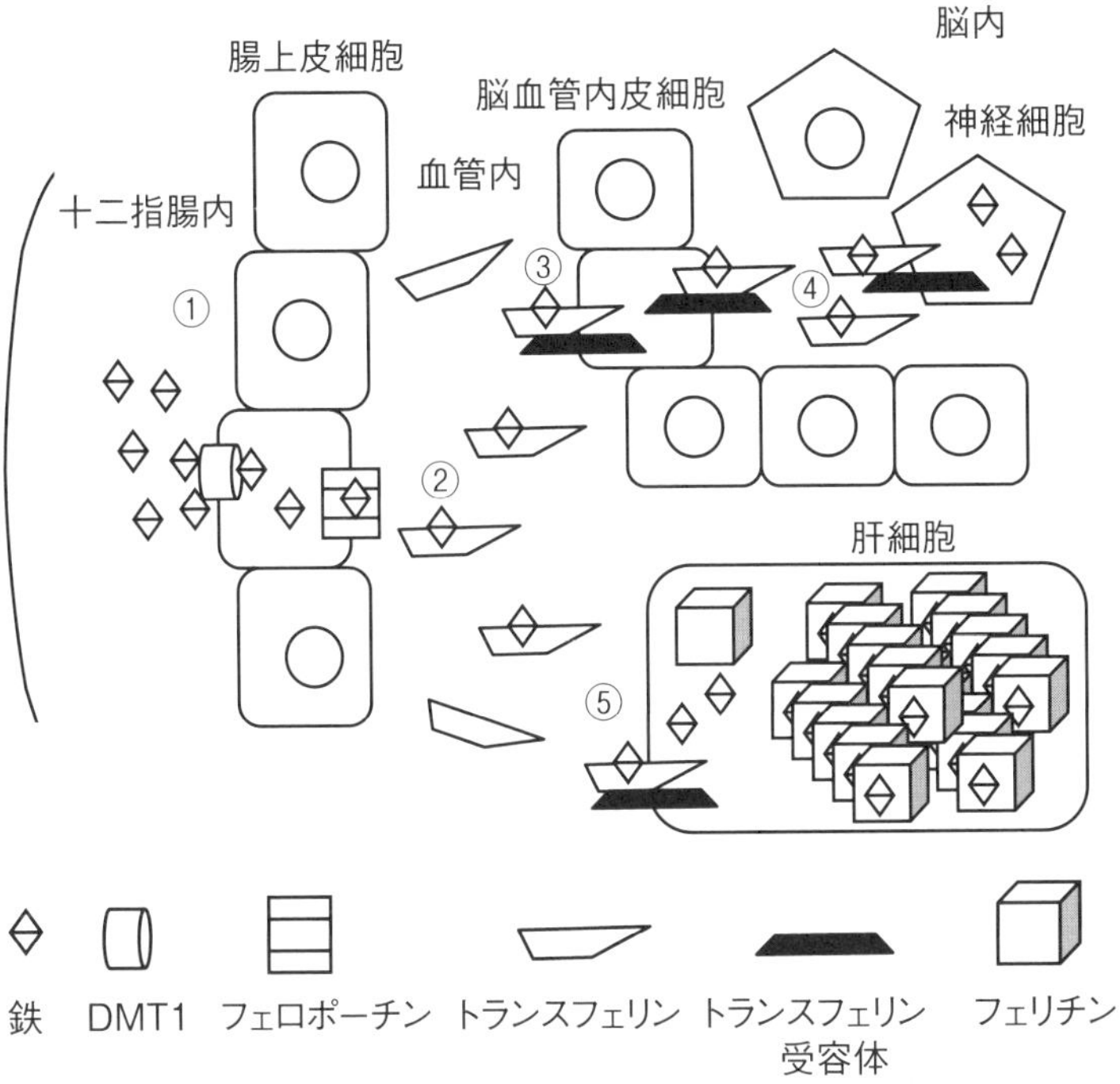

図4　鉄の輸送

①食事で摂取された鉄は十二指腸内で腸上皮細胞のDMT1を通して吸収され、フェロポーチンから血管内へ放出される。②血管内では鉄輸送船のトランスフェリンに結合して鉄―トランスフェリン複合体として全身の細胞へ運ばれてゆく。③脳内へ輸送されるためには、いったん血液―脳関門の脳血管内皮細胞へトランスフェリン受容体と結合して取り込まれ、そのまま脳内側へ移動する。④再び鉄―トランスフェリン複合体として神経細胞まで運ばれて神経細胞のトランスフェリン受容体と結合して細胞内へ輸送される。⑤過剰な鉄は肝細胞などへ運ばれてフェリチンと結合し、貯蔵鉄として鉄不足に備えて備蓄される。

る。その現象は、あたかも血中と脳組織との間に、異物を脳の内部へ通さない「関門」が存在するかのように見えることから、概念上の関門としてＢＢＢと呼ばれてきた。現在ではＢＢＢの実態は脳内の血管内皮細胞であることがわかっている。鉄の運搬に関しても、脳の細胞へ運び込まれる前にまず血中の鉄―トランスフェリン複合体は脳血管内皮細胞のトランスフェリン受容体を通してＢＢＢである脳血管内皮細胞自身に取り込まれなければならない。そして脳血管内皮細胞から脳組織に向けて、鉄は再び鉄―トランスフェリン複合体として運び出されて脳内の神経細胞やグリア細胞まで運搬されてトランスフェリン受容体から細胞内へ取り込まれてゆく。ここでＢＢＢは単に鉄を血中から脳内へ移動させる役目だけを行っているわけではなく、ＢＢＢの中に常に一定量の鉄をプールさせておいて、血中の鉄濃度の変動がただちに脳内へ影響を及ぼさないよう緩衝の役目も担っているのである。

個々の細胞において細胞内の鉄濃度を維持するためにもっとも重要な蛋白質はトランスフェリン受容体である。細胞は内部に鉄が多いときにはトランスフェリン受容体の数を減少させて鉄の取り込みを抑制し、鉄が欠乏しているときにはトランスフェリン受容体の数を増加させて鉄の取り込みを亢進させて、常に細胞内部の鉄濃度が一定に保たれるよう調節している。ここをもう少し詳しく説明すると（**図5A、B**）、トランスフェリン受容体の数の調節はトランスフェリン受容体を合成する鋳型となるトランスフェリン受容体メッセンジャーＲＮＡの安定性を鉄と第一鉄調節蛋白（ＩＲＰ１）が協同して調節することで行われている。細胞内で鉄が欠乏しているときにはＩＲＰ１は鉄と結合できないのでトランスフェリン受容体メッセンジャーＲＮＡのＩＲＰ１

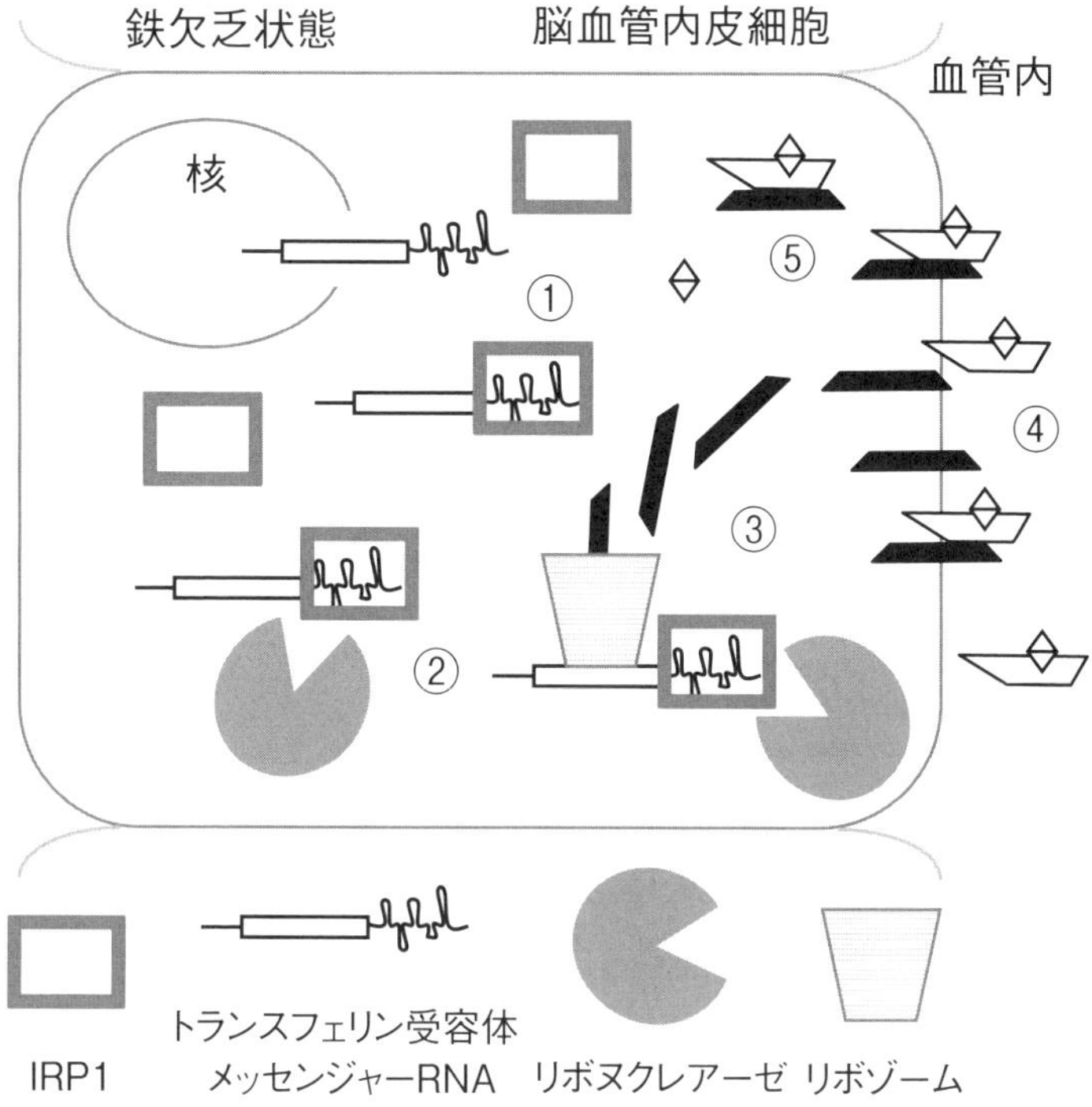

図5　脳血管内皮細胞における鉄の調節

A

①鉄欠乏状態では、鉄がIRP1に結合しないのでIRP1はトランスフェリン受容体メッセンジャーRNAに結合できる。②IRP1が結合することでトランスフェリン受容体メッセンジャーRNAはリボヌクレアーゼの攻撃を免れて安定化する。③安定化したトランスフェリン受容体メッセンジャーRNAを鋳型としてリボゾームがトランスフェリン受容体を産生する。④トランスフェリン受容体は細胞膜へ移動して血管内を流れる鉄—トランスフェリン複合体をとらえる。⑤そして鉄—トランスフェリン—トランスフェリン受容体複合体として細胞内へ鉄を取り込む。

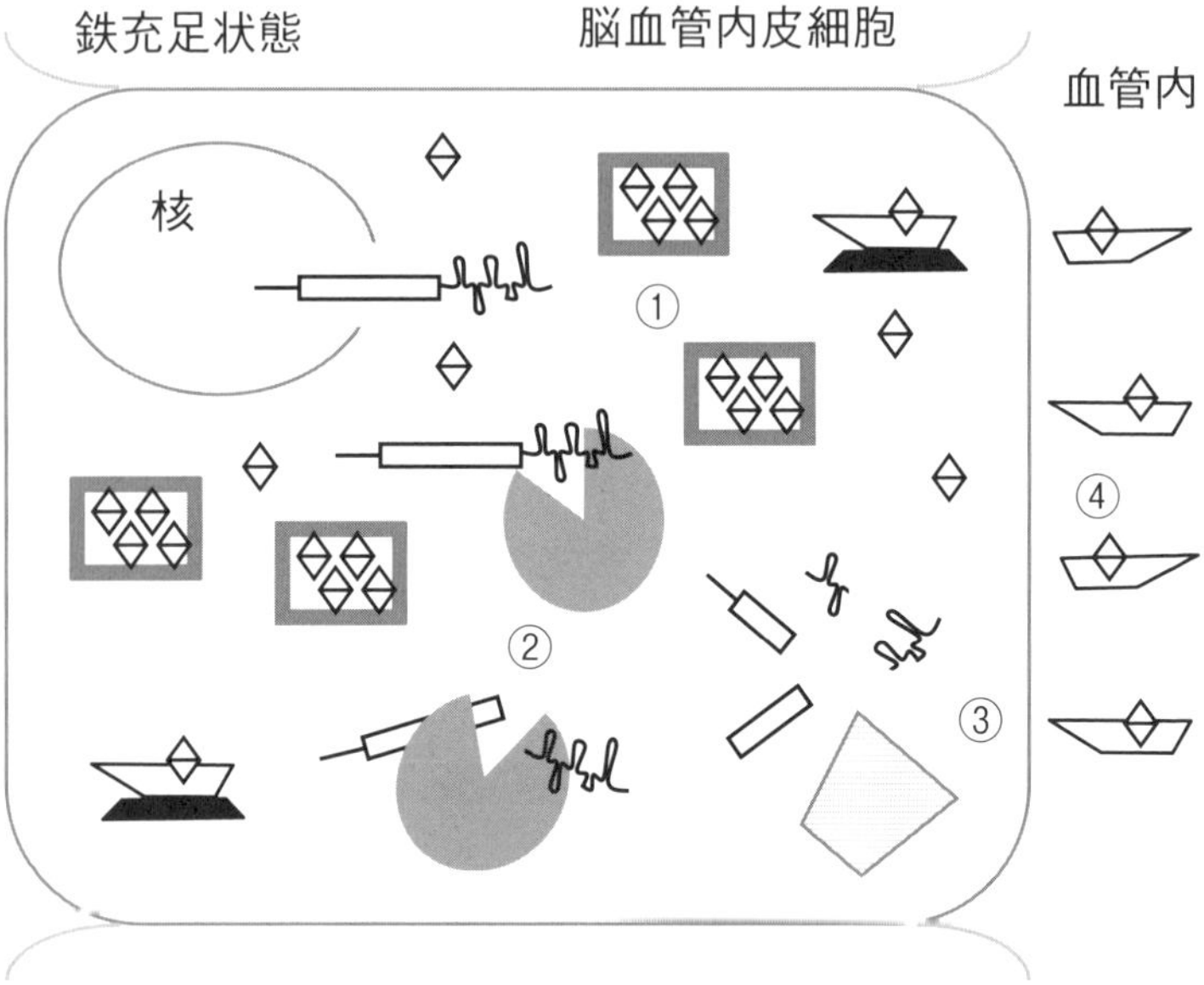

B
①鉄充足状態では、鉄が IRP1 と結合するので IRP1 はトランスフェリン受容体メッセンジャー RNA と結合できなくなる。② IRP1 で保護されないトランスフェリン受容体メッセンジャー RNA はリボヌクレアーゼの攻撃を受けやすくなり分解されてゆく。③鋳型がなくなるのでリボゾームでトランスフェリン受容体を産生できなくなる。④血管内の鉄―トランスフェリン複合体をとらえることができず、新たな鉄は取り込まれなくなる。

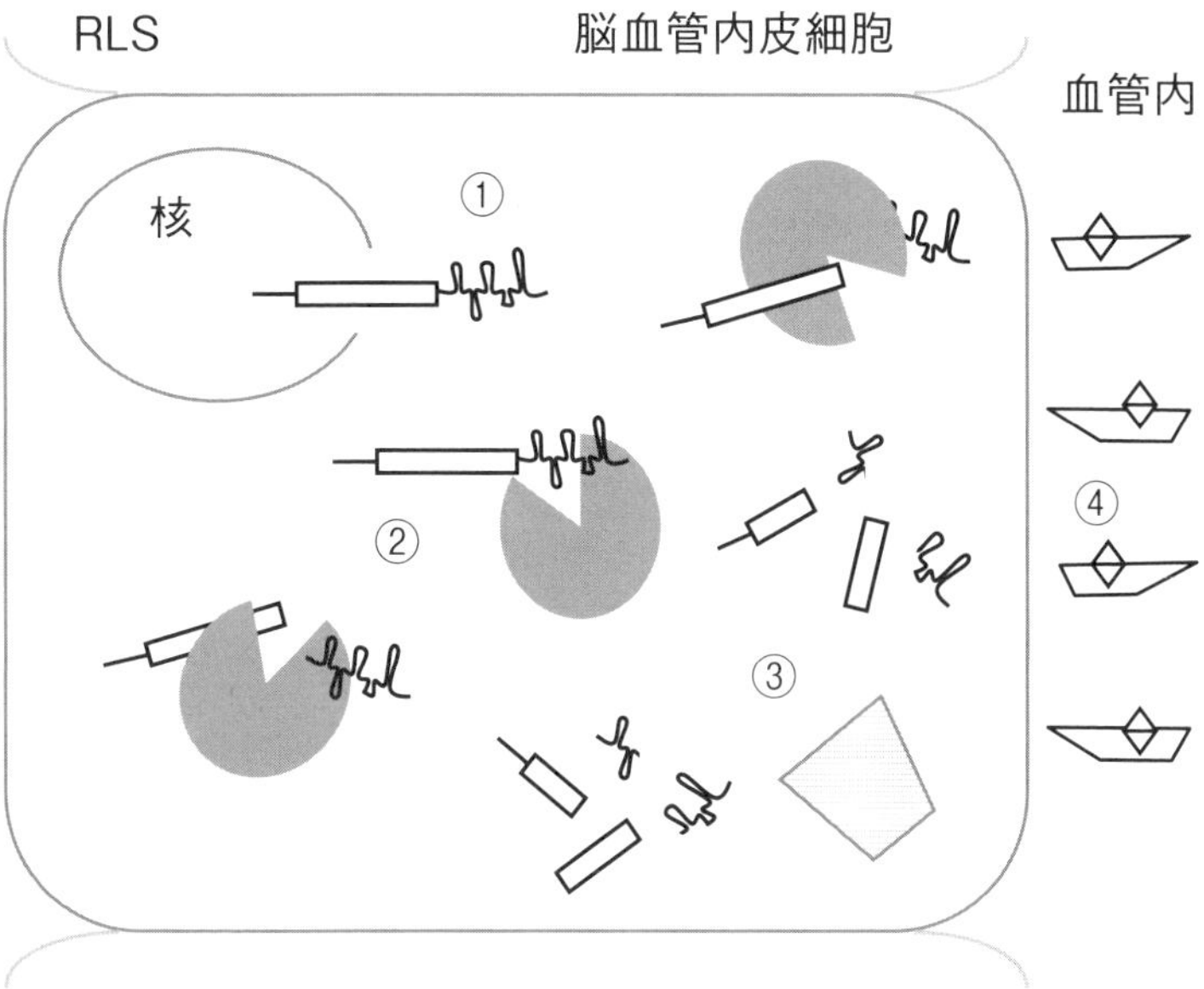

C
① RLS においては、IRP1 が少ないためにトランスフェリン受容体メッセンジャー RNA が IRP1 で保護されていない。②そのためにトランスフェリン受容体メッセンジャー RNA はリボヌクレアーゼの攻撃を受けて容易に分解されてしまう。③鋳型がなくなるのでリボゾームでトランスフェリン受容体を産生できなくなる。④血管内の鉄—トランスフェリン複合体をとらえることができず、鉄は細胞内へ取り込まれなくなり鉄欠乏状態になる。

結合部位へ向かう。ＩＲＰ１が結合することでトランスフェリン受容体メッセンジャーＲＮＡは安定化する。そしてトランスフェリン受容体の合成が促進されてトランスフェリン受容体の数が増加することになる。一方、細胞内に鉄が多いときにはＩＲＰ１は鉄と結合するのでトランスフェリン受容体メッセンジャーＲＮＡのＩＲＰ１結合部位には結合しなくなる。すると、トランスフェリン受容体メッセンジャーＲＮＡの安定性が弱まってリボヌクレアーゼにより分解されてゆく。その結果、トランスフェリン受容体の合成が低下してトランスフェリン受容体の数が減少することになる。以上が、鉄が食事で摂取されてから脳の細胞に取り込まれるまでの流れと、個々の細胞が鉄の取り込みを調整する仕組みである。

ここで話をもとに戻そう。身体に鉄が十分あっても脳では鉄が足りないのがＲＬＳであった。研究者がＲＬＳ患者の脳を調べたところ神経細胞とＢＢＢの脳血管内皮細胞においてトランスフェリン受容体数が減少していることが明らかになった。つまりＲＬＳでは神経細胞と脳血管内皮細胞のトランスフェリン受容体の数が少ないために鉄を取り込めなくなり、脳が鉄欠乏になったのである。さらに調べたところ、ＲＬＳ患者ではＩＲＰ１が結合して安定化したトランスフェリン受容体メッセンジャーＲＮＡが正常者よりも少なく、そもそもＩＲＰ１の量が正常者よりも少ないことが明らかとなった（図５Ｃ）。すなわちＲＬＳでは脳の細胞のＩＲＰ１が少ないためにトランスフェリン受容体が十分に合成されず、鉄の取り込みが低下して細胞が鉄欠乏になるのである。したがって、現時点では、脳の細胞のＩＲＰ１の減少がＲＬＳにおける脳の鉄欠乏の原因といえる。なぜＩＲＰ１が減少しているのか、その点については現時点ではわかっておらず、そこから先を解明するのが今後の研究課題である。

現時点ではっきりと言えることは、ＲＬＳは作られた病気でも想像上の疾患でもなく、医学的に細胞レベル、蛋白合成レベルまで解明された脳の細胞の鉄の取り込み障害を特徴とする身体疾患ということだ。ここまで鉄輸送障害の研究を主導してきたのはペンシルバニア州立大学のジェームズ・コナー教授だ。コナー教授はＲＬＳ財団科学アドバイザー委員会の議長でもあり、第二回ＲＬＳ科学会議の進行役も務めていた。開会にあたり、コナー教授が「もっとも重要なことは、過去一〇年間の研究成果がＲＬＳを持つ患者さん一人ひとりに力を与えたことだ」と述べたように、ＲＬＳ患者にとって、知は力である。

参考文献

Allen RP, Conner JR, Hyland K, et al.: Abnormally increased CSF 3-ortho-methyldopa（3-OMD）in untreated restless legs syndrome（RLS）patients indicates more severe disease and possibly abnormally increased dopamine synthesis. Sleep Medicine 10: 123-128, 2009

Bianco LE, Unger EL, Earley CJ, et al.: Iron deficiency alters the day-night variation in monoamine levels in mice. Chronobiolgy International 26: 447-463, 2009

Conner JR, Ponnuru P, Wang X-S, et al.: Profile of altered brain iron acquisition in restless legs syndrome. Brain 134: 959-968, 2011

13 「エクボム病」宣言

二〇一一年三月にアメリカRLS財団が、これからはRLSの病名をカール・アクセル・エクボム医師にちなんでエクボム病に変更してゆくと発表した。正式にはエクボム医師の誕生日九月二三日にアメリカ、カナダ、欧州の患者団体を通じて一斉に病名変更が通知されることになる。RLS財団のジョージアナ・ベル会長は病名変更の理由を明快に、かつ誇らしげに述べた。それは自分が会長に就任した当初の一〇年前とRLSを取り巻く状況が一変したからだと。

「二〇〇一年当時は、RLSは『もっとも多いがもっとも知られていない病気』であったため、RLS財団は世間一般への疾患の啓発と医療従事者への教育と研究助成を最重要課題として活動を推し進めてきた。そして一〇年後の今日、多くの願いは現実となった。研究者はRLSの病態を解明しつつあり、医療従事者はRLSをよく認識するようになり、FDAは二つの治療薬を認可した。予想外の出来事として、RLSが世間一般に広く知られるにつれてRLSは製薬企業による病気ビジネスとの批判を受けるようになった。しかし、それでも我々は疾患の正しい啓発を続けてきた。また、何より我々自身がRLSについてより多くを知るようになった。我々の病気は本当に『レストレス』『レッグス』『シンドローム』なのか。まず『レストレス』、すなわち脚を『じっとしていられない』のか。考えてみると、必ずしもそうではない。より正確には、脚を『じっとしていられない』のではなく、脚を『動かしたい』のである。また症状がある部位は

『レッグス』なのかと問われると脚だけでなく腕や体幹もしばしば侵される。さらにRLSは『シンドローム』なのか。『シンドローム』すなわち『症候群』とは単に症状の集合という意味である。疾患関連遺伝子や病因から病理や病態生理に至るまで明らかとなりつつあるRLSはもはや『症候群』ではなく立派な『病気』である。何よりも『エクボム病』という病名はシンプルで真摯であり、覚えやすく、疾患の提唱者カール・アクセル・エクボム医師への敬意も表わせている。ほかの言語へも容易に翻訳できる。そしてエクボム病への病名変更は、これまでRLSという名前が担っていた疾患啓発という役割から、本来もっとも重要な病気の議論を進める機会を我々全員に与えてくれるだろう。レストレスレッグスという面白おかしく聞こえる病名は、これまで医師や研究者たちにこの問題を真剣に取り合ってもらううえで決して有利には働かなかった。それどころか娯楽産業にはレストレスレッグスという名前を使われてジョークのネタにもされてきた。エクボム病という病名にすることで、今後は患者をネタにした下品なジョークやユーモアの機会が急速に取り除かれることだろう」

この声明にあるように、病名の変更は患者団体のアメリカRLS財団が長年にわたり主導して、最後は半年間かけて国を越えて関係各方面を調整して、最終的な合意へこぎつけたものだった。そして、新しい病名は「エクボム病」に満場一致で決定していた。誰もがこの勢いでカール・アクセル・エクボムの誕生日九月二三日からエクボム病が大々的に広報されてゆくものと思っていた。しかし、そうはならなかった。

患者団体の祭典に水をさしたのは、ほかならぬRLSの専門家や研究者からなる国際RLS研究グループである。彼らは九月一〇日に病名変更に関する投票を行い、圧倒的多数でエクボム病ではなく「ウィリス・エクボム病」を支持した。患者団体のRLS財団にとって専門医の集団である国際RLS研究グループはもっとも重要な支援グループであり、彼らの意見は受け入れざるを得ない。ただちにRLS財団はウィリス・エクボム病を新しい病名として広報することに決定した。ちなみにウィリスとはイギリス人医師トーマス・ウィリス卿のことで一六七二年にRLS患者を医学文献に初めて記載した医師である。トーマス・ウィリスは臨床医であると同時に脳の解剖の先駆者でもあった。脳の血管には「ウィリス輪」という彼にちなんで名づけられた血管があることから、ウィリスという名前はすべての医師が知っている。RLSの研究者たちは最初にRLSのことも記録していた高名な医師に敬意を表して、病名に第一発見者の名を冠するべきと考えたのである。

一方、患者団体のRLS財団はRLSという見過ごされていた問題を明らかにして疾患啓発に生涯を捧げたカール・アクセル・エクボムを病名に掲げたいと考えた。RLS財団の病名変更の願いは真剣で悲痛でさえある。レストレスレッグス・シンドロームというわかりやすいが曖昧で誤解されやすい病名から真摯に受け取ってもらえるように学術的でお堅い名前に変更したいのだ。カール・アクセル・エクボムの疾患啓発にかけた思いと相通ずるものがある。そこへゆくと、国際RLS研究グループがトーマス・ウィリスを持ち出した理由は、研究者の名誉を誰に与えるかという観点から、エクボム医師一人では納得できなかったからであろう。確かにトーマス・ウィリスは医学史上で初めて、一人のRLS患者を健康の問題と考えてその特徴を記述して薬物による治療を試みた、ＲＬＳ患者にとって人道面でも学術面においても優れた医師である。国際ＲＬＳ研究グループはウィリスの名をつけるメリットを二つあげている。一つ目は歴史的に高名な医師トーマス・ウィリスはすでに医療従事者によく知られているので、ウィリスの名をつけたほうが医療従事者には信頼されるだろうということ。二つ目は「Ekbom disease」をインターネットで検索すると、よく似た別の病気「Ekbom syndrome」がリストに上がってきて患者に新たな混乱と誤解を産む恐れがあるが、「Willis-Ekbom disease」ならそういう間違いは起きないことである。

まあ、そうかもしれないが、そもそも昔からＲＬＳの研究者たちは病名変更に賛成していなかったじゃないか。今回も国際ＲＬＳ研究グループはレストレスレッグス・シンドロームを用いることが不適切な状況や国において、代替病名としてウィリス・エクボム病を使用することを支持すると表明している。このような経緯があるので今後は公的な場においてはウィリス・エクボム病が用いられることになるが、研究者に支持されているレストレスレッグス・シンドロームもなくならないだろう。一方で、患者同士の会話や研究者の入らない会議で病名を口に出すときには、シンプルであり最大の功労者に対する敬意が込められるエクボム病が使われるのではないだろうか。何よりも「エクボム病」という言葉は、多くの患者がそれぞれの偏見との戦いの中から産み出して切磋琢磨され収斂させていった、必要かつ十分な、研ぎ澄まされた刃（やいば）なのだ。患者にとっては医師や社会に向き合うときに手にする一撃必殺の武器なのだ。わざわざウィリスをくっつけて、なまくら刀にしなくてもよいだろうに。と、愚痴を言っているあいだにも世の中は動いている。

冒頭に紹介したジョージアナ・ベル会長のメッセージはRLS財団のホームページに数カ月掲示されていたが、その後取り下げられた。代わって前面に立って、ウィリス・エクボム病への病名変更を会員へ説明しているのはRLS財団医学アドバイザー委員会の議長マイケル・シルバー医師である。

病名変更の経緯について、患者団体が長年の悲願を満場一致で決めたエクボム病で進めようとした矢先に医師のグループから横やりを入れられたと医師を悪者にしたが、実際の話はそれほど単純でもなかったようだ。そもそも今回の流れのきっかけは、二〇一〇年に国際RLS研究グループの一部からRLS財団に向けて病名変更の打診が行われたことに始まる。国際RLS研究グループはウィリス・エクボム病も候補病名としてあげていたが、長年病名変更を望んでいたRLS財団の幹部たちが興奮して満場一致でエクボム病に飛びついたので、国際RLS研究グループは少し焦ったようである。RLS財団の幹部はエクボム病への病名変更を決めたときに、病名変更について広く一般会員にも意見を求めた。その結果、寄せられた意見の七割は病名変更に賛成か、または中立的だったが、三割は病名変更に反対だった。反対の理由は、病名がエクボム病では病気の症状がわからなくなるからというものと、疾患啓発の勢いが後退するかもしれないからというものだった。どうやら反対しているのは、これまでに誤解されたり偏見を受けたりした経験のない会員たちであり、慣れ親しんだ病名を変えてしまうことに対する純粋で素朴な疑問から反対しているのだった。RLS財団はこれらの無垢な会員たちに対して病名変更の正当性を誠実に説明しなければならない。そこでこの案件を医師に委ねることにした。すなわち、医師が医学的に妥当な用語として新たな病名を選択するのであれば、患者が口をはさむ筋合いではなくなるだろうというものだ。かくして病名変更の細かい説明はRLS財団医学アドバイザー委員会の議長で国際RLS研究グループのマイケル・シルバー医師へ任されたのだった。

小児科看護師で公衆衛生学とMBAの二つの修士号を持つジョージアナ・ベル会長の強力なリーダーシップにより、民主的なプロセスを踏まえつつも不測の状況変化に柔軟かつ迅速に対応して、RLS財団は約束どおり二〇一一年九月二三日にウィリス・エクボム病への正式な病名変更を発表した。冷静になったジョージアナ・ベル会長は以下のコメントを述べている。

「この病名は拙速に決めたものでも、財団幹部の独断で決めたものでもない。新しい病名が良いのか悪いのかは、病名変更が認知されて学術文献で継続的に使用されるかどうかを今後数年間見てゆけばわかるだろう。そのためには今後も我々が研究者や医療者から支持を得られるよう彼らにかかわってゆくつもりである。病名を代えることについては、たぶん全員が賛成することはないだろう。また、これは決して急いで行うことでもないだろう。しかし、最終的な結果を考えたとき、これは疑うことなくやり遂げる価値のあることなのだ」

RLS財団は、病名変更に反対する三割の会員たちに対して、医学アドバイザー委員会にウィリス・エクボム病へ変更する医学的な正当性を説明させることで内部分裂の危機を乗り切った。すなわち、自分たちで選んだエクボム病という花を捨てて、もっとも重要な病名変更という実を取ったことになる。しかし振り返ってみると、エクボム病という花を掲げた瞬間が患者団体にとってはこの活動の頂点だった。二〇一一年の三月は、RLS財団のホームページを見ているだけの私にさえ、エクボム病という大輪の花を咲かせて喜びと興奮に沸く患者団体面々の顔が浮かんでくるほどだった。だから、このエピソードは絶対に「エクボム病」宣言なのだ。

参考文献

Restless Legs Syndrome Foundation: Changing the name of restless legs syndrome. Nightwalkers winter 2011 (http://www.rls.org/page.aspx?pid=496)

Restless Legs Syndrome Foundation: RLS name change: Willis-Ekbom disease. Nightwalkers spring 2011 (http://www.rls.org/page.aspx?pid=496)

第2章　むずむず脚症候群

1　初めに知っておくこと

むずむず脚症候群という病名は一九九五年ごろに日本睡眠学会から提唱されたものである。欧米でレストレスレッグス・シンドロームと呼ばれていたこの病気には、すでに日本内科学会から脚不穏症候群、日本神経内科学会から下肢静止不能症候群という「レストレスレッグス」を直訳した和名がつけられていた。しかし日本の医療現場でこれらの和名はほとんど使われていなかった。そもそも「レストレスレッグス」という病名は、それまで専門家がこの病気に対して記載した学術用語「anxietas tibiarum」と「asthenia crurum paraesthetica」と「asthenia crurum dolorosa」がそれぞれ単独では不完全なために、すべてを含む用語としてカール・アクセル・エクボムにより提唱された病名だ。疾患啓発を願うカール・アクセル・エクボムが皆にわかりやすくなるよう意図したのか、患者にも医療者にもわかりやすい病名になった。日本人でもレストレスレッグス・シンドロームと聞けば、簡単な英語なので、ああそんな病気があるのかと自然に受け入れてしまう。ところが直訳の脚不穏症候群とか下肢静止不能症候群とか聞かされても、漢字熟語の羅列が目の前を滑っていくだけで頭の中にすっと入ってこない。わかりにくい日本語よりセンスの良い英語のほうが感性でよく理解できる。我が国の臨床現場や研究発表でも、必要なときにはカタカナでレストレスレッグとかレストレスレッグス症候群と呼んできたのだった。

しかし一九九〇年代の半ばになり、欧米から始まったＲＬＳ疾患啓発活動の波が我が国にも押し寄せてきた。一九九七年にはアメリカＲＬＳ財団から日本睡眠学会に対して我が国における一般国民および専門家のＲＬＳに対する認識状況と研究状況を知らせてほしい旨の依頼がきた。一九九九年には日本睡眠学会が我が国で初めてＲＬＳの学術シンポジウムを開催した。このような疾患啓発の流れに乗って、ＲＬＳの呼称も日本睡眠学会の提唱する日本語でわかりやすい「むずむず脚症候群」が使われるようになっていった。この病名が紹介されるや否や、それは自分のことだとか、脚のむずむずが病気とは思っていなかったなどと訴えて、大勢の患者が病院を受診するようになった。今日の我が国でＲＬＳ診療が切り開かれたのは、このわかりやすい病名のお蔭といっても過言ではない。そして筆者の神経内科クリニックへも、それまでは存在しなかった、大勢のむずむず脚症候群の患者が訪れるようになってきた。

ところで、二〇一〇年一月に日本で最初のＲＬＳ治療薬として厚生労働省から承認されたプラミペキソールの効能・効果には、「レストレスレッグス症候群（下肢静止不能症候群）」と記されており、「むずむず脚症候群」の語は見当たらない。当時、医薬品の承認審査を行う医薬品医療機器総合機構の専門協議で、プラミペキソールの適応症の病名をむずむず脚症候群にするかレストレスレッグス症候群にするか協議が行われた。そこで日本睡眠学会の専門家から「レストレスレッグス症候群（下肢静止不能症候群）」が提案され、睡眠に関連する疾患であることから、専門家の意見を取り入れて決定されたそうである。日本睡眠学会の専門家が疾患啓発の絶好の機会となる治療薬の効能・効果に「むずむず脚症候群」を提案しなかったのは、その病名のはらむ社会的な危険性を察知してそれを回避するための行動だったかもしれない。しかし、巷で多く使われている病名はむずむず脚症候群である。厚生労働省は製薬企業に対して医薬品パンフレットなどでは「むずむず脚症候群」を併記して医師たちへ情報提供するよう指導した。かくして、日本では四つの病名が入り乱れて記載されるようになり、今後はこれにウィリス・エクボム病が参戦することになる。

さて、ここから先は筆者が診療してきた日本人のレストレスレッグス・シンドローム、すなわち、むずむず脚症候群について、その特徴と問題点、対策と治療を紹介してゆきたい。

次ページにこの病気に関連してよく使われる英語の用語と略語をまとめておく（**表2**）。

参考文献

野沢胤美「Restless legs syndrome の診断と治療」日本医事新報三九八四号、五―一二ページ、二〇〇〇

Ekbom KA: Restless legs. Acta Medica Scandinavica 158（Suppl）: 1-123, 1945

井上雄一、石東嘉和、新井平伊「わが国でのレストレスレッグ症候群の疫学と治療の実態について」新薬と臨牀四九巻、三六―四七ページ、二〇〇〇

医薬食品局　薬事・食品衛生審議会　医薬品第一部会　議事録：二〇一一年一二月二日（http://www.mhlw.go.jp/stf/shingi/2r9852000008fcs.html#shingi10）

井上雄一、内村直尚、平田幸一『レストレスレッグス症候群（ＲＬＳ）だからどうしても脚を動かしたい』アルタ出版、東京、二〇〇八

表2　むずむず脚症候群でよく使われる用語と略語

用語・略語	説明
RLS	Restless Legs Syndrome の略。
特発性 RLS	原発性 RLS、一次性 RLS ともいわれる。RLS の中で原因の不明なもの。家族性の RLS は特発性 RLS に含まれる。
二次性 RLS	RLS の中で原因の明らかなもの。たとえば鉄欠乏症、腎不全、妊娠、末梢神経障害、薬剤により引き起こされた RLS。
間歇性 RLS	症状の発現頻度が週一回以下の RLS。
持続性 RLS	症状の発現頻度が週二回以上の RLS。
治療抵抗性 RLS	ドパミンアゴニストの標準的な治療を行っても、効果が不十分だったり、無視できない副作用が続いたり、症状が増強してゆくようなケースを治療抵抗性 RLS と呼ぶ。
RLS ミミクス (RLS mimics)	RLS ではないが RLS と似た症状を呈し RLS と間違えられやすい病気の総称。腰部神経根症、末梢神経障害、こむら返り、不安症などが該当する。
PLM	Periodic Limb Movement の略で、日本語は周期性四肢運動。規則的に繰り返して起きる痙攣に似た下肢の不随意運動で、母趾が反り返り、足首が上を向く。同時に膝関節と股関節が屈曲する場合もあり、腕に及ぶこともある。
PLMS	PLM in Sleep の略。睡眠中に認められる PLM のこと。
PLMD	Periodic Limb Movement Disorder の略。PLMS が高度なために熟睡が妨げられて日中に眠気を引き起こし、睡眠障害と診断される状態。
PSG	Polysomnography の略。日本語でもポリソムノグラフィー検査とか睡眠ポリグラフ検査と呼ばれる。睡眠検査室へ一泊して睡眠中の脳波、心電図、筋電図、呼吸などを同時に記録して睡眠状態を解析する検査。
SIT	Suggested Immobilization Test の略。日本語では下肢静止試験と呼ばれる。安静を負荷して PLM や RLS の自覚症状を誘発する検査。

2　むずむず脚ってどんな症状なの？

むずむず脚の患者は脚をじっとしていると初めに脚の内部がむずむずしてくる。そのために脚をじっとしていられなくなり，揉んだり，叩いたり，動かしたりする。結果的に脚を動かし続けるレストレス（休息のない）レッグス（脚）の状態になる。和名のむずむず脚は最初に出現してくる自覚症状を表しており，英語名のレストレスレッグスはそのために脚を動かし続けることになる結果のほうを表現している。したがって，厳密にいうと英語名のレストレスレッグスと和名のむずむず脚とは指している内容が一致しないのだが，「Re-st Le-ss Le-gs」という語感，リズムの良さに負けないくらい，「むず・むず・あし」は語感とリズムが良いこと，さらに患者にわかりやすい日常語で構成されていることから，日本人には感覚的にレストレスレッグス＝むずむず脚と自然に受け入れられたのである。

もう少し訳語の一致に関して述べると，restless legs syndrome をカタカナで表記するときに現在では公的な文書を含めほとんどの状況でレストレスレッグ「ス」症候群と記載されているが，restless legs をカタカナに直すときはレストレスレッグ「ズ」とするのが文法的には正しい。

当院で特発性RLSと診断した患者へ「あなたの脚の症状を言葉で表現してください」と質問したときの回答を**表3**にお示しする。

むずむずする，むずむずとしか言いようがないと答えた患者が二割くらいで，同じく二割くら

表3　患者による症状の表現

むずむずする	イライラする	虫が這う	痛い
ほてる	かゆい	むくむ	だるい
しびれる	くすぐったい	血管がつまる	筋肉が固まる
重くなる	むずがゆい	ごそごそする	浮いてくる
脚が腐っていく	中をもみたい	じりじりする	ざわざわする
脚を投げ出したい	掻きたいけど届かない	自分の脚ではない	むずむずとしか言えない

いの人が「うーん」と考え込んでしまい、いろいろ試みるが最後には言葉では上手く表現できませんという結論を出してくれた。残りの六割の人たちはそれ以外の言葉で自覚症状を表現した。脚がイライラすると表現した人も目立った。むずむず脚症候群の病名が日本睡眠学会から提唱される以前は、イライラ足症候群という病名が医学会ではしばしば使われていた。今から思うとイライラ足と表現した人たちは、より重症なRLS患者であった。このように日本人の患者は、むずむず以外の言葉で症状を表す人のほうが圧倒的に多いのである。なかには、私はむずむずするのではなく、レストレスというほうがぴったりなのです、と話す患者もいる。それにもかかわらず、むずむず脚症候群という病名が知られるようになってから、むずむずと感じている以外のむずむず脚症候群の患者も大勢医療機関へ診断を希望してやってきた。「むずむず脚＝レストレスレッグス」と直感的に理解できる、日本人の感性の素晴らしいところであろう。長々と書いてきたが、むずむず脚の患者に共通する症状は必ずしもむずむずではない。共通する症状

は、さまざまな言葉で表現される脚の不快感のために、あるいは不快感がないにもかかわらず、脚をじっとしていられなくなることと、その結果レストレスレッグスになることである。

患者に共通する脚をじっとしていられないという症状には、さらに三つの特徴がある。第一には症状が現れるのは安静時である。歩いているときや動いているときには現れない。何かに集中して取り組んでいるときにも現れない。仕事が終わって休憩室で椅子に腰掛けてリラックスしたとき、夕食後に居間でソファにもたれてテレビを観ているとき、ベッドへ横になって眠ろうとするとき、突然脚に不快な感覚が現れて脚をじっとしていられなくなる。第二の特徴は脚を動かすと症状が治まること。脚をじっとしていられなくなったときに、起き上がって歩き回ると脚の不快な症状は消えてゆく。座ったままや寝たままで脚を動かしても症状は消える。しかし、脚を動かすのを止めてしばらくじっとしていると、再び同じ不快感が現れて脚をじっとしていられなくなる。そして、また脚を動かす。止めると不快感が現れ、動かすと消えるので、不快感を避けるために脚を動かし続けることになる。これがレストレスレッグスと呼ばれる由縁である。第三の特徴は、これらの症状が夕方から夜間に多く見られ、反対に午前中には少ないことである。専門的に言うと症状に日内変動があることだ。

もう一つ重要な特徴は、ほとんどの患者が脚の異常感覚を皮膚の表面ではなく、脚の内部の筋肉や骨に感じていることだ。虫が這うとかかゆいとか言っても、よく聞くとそれは脚の表面で感じているのではなく脚の内部で感じているのだ。

また、むずむず「脚」とはいうものの、異常感覚は脚だけにとどまらない。症状が強いときには、脚を超えて上半身、腕や顔にもまったく同じ振る舞いをする自覚症状が現れてくる。ただし、それが上半身だけに単独で現れることはまずない。常に、脚の症状が主体であり、それが強くなったときに附随して上半身にも出現するのである。

異常感覚の分布を細かく述べてゆくと、膝と足首の間のいわゆる下腿の部分に現れるケースがもっとも多く、全体の八割以上がそこに症状を感じている。下腿より頻度は低いが、膝や大腿や足にも自覚症状は現れる。約八割は両脚に左右対称に異常感覚が現れるが、二割の患者では常に明らかな左右差があり、一割の患者では常に片方の脚だけに症状が発現する。なかには、左右交代に異常感覚が現れる場合もある。

医学的に言うと、脚をじっとしていられないとか、むずむずするというのは感覚系の自覚症状である。むずむず脚症候群の患者の大部分には、感覚系の自覚症状だけでなく運動系の異常所見が睡眠中に認められる。それが周期性四肢運動（ＰＬＭ）という不随意運動だ。不随意運動とは無意識に体が動く現象で、運動神経の過剰興奮が原因で起きてくる。

むずむず脚症候群の約八割に認められる周期性四肢運動と呼ばれる不随意運動は、睡眠中の比較的眠りの浅い状態のときに五秒から九〇秒の間隔で周期的に発現する下肢をピクンピクンさせる運動だ。軽いものは足の母趾が反り返り、足首がピクンと跳ね上がる程度だが、強いものになると膝や股関節も曲げるくらいの下肢の屈曲が見られ、腕や手指もピクンと屈曲する。周期性四肢運動が存在しても、睡眠中のことなのでまったく自覚していない患者もいれば、睡眠中に無意識で脚がピクンピクン動いていることを知っていて、ひどいときにはそれで夜中に目が覚めるという患者もいる。また、周期性四肢運動は覚醒しているときでも長い時間安静にしていると下肢に出現することがある。ただし覚醒中にこの不随意運動が一回出ると、患者は次の不随意運動が来る前に脚を動かすので二回目が出ることはないかもしれない。一回しか出てこない不随意運動を「周期性」四肢運動と呼ぶことはできないので、覚醒中に見られるこの不随意運動に対して正式な用語はいまだ決められていない。便宜上、臨床現場では一〜二回でも周期性四肢運動と呼んでいる。通常は覚醒中には周期性四肢運動が出る前に脚を動かすことになるので、患者がこの不随意運動を経験することはないかもしれない。病院でＳＩＴ（下肢静止試験）というむずむず脚症候群の誘発テストを行うと、周期性四肢運動が現れて自分でも初めて気がつく人が多い。

それではむずむず脚とは実際にどんな症状なのか、印象に残った患者の言葉や話を紹介しよう。ただし、個人が特定できないように単語や表現を修正してあるのでご了承いただきたい。

【四二歳、女性】

昼間はないが夜は入浴してパソコンしているときに出てくる。だるいような重いような脚が太くなるような感じで、むくんでいると思っていた。脚をじっとしていられず、痛めつけたくなり、マッサージしたり、正座して重いものを膝に載せたりしている。違和感の中心は両下腿の内部だが深くはない。カーペットに姉さん座りしていると脚に集まってくる感じ。寝るときもそのままある。ひどいときは足首を持って身体を振り回してほしい感じ。

JCOPY 88002-842

【五四歳、男性】
夜寝て脚が温まってくると、膝から下にかけて皮膚の裏や筋肉の裏がむずむずする。ひねったり屈伸したりするが届かない。布団から脚を出して寝るほうが良い。夏は板の間に寝ると気持ちが良い。昼間でも地下鉄に乗って座っているとむずむずしてきてじっと座っていられない。

【六六歳、女性】
寝ていると夜中の二時ごろに、左脚の付け根から下腿にかけて内部がモヤモヤして瞬間的にザザーッとくる感じ。若返った感じ（おそらく脚の筋肉が急速に緊張する感覚のこと）になり、脚をバタバタさせていると三〇分くらいで終わる。

脚の症状に対して、自分で名前をつけて呼んでいる人もいる。このような患者は自分のむずむず脚を正確に見積もることができており、対策もきちんとできていることが多い。

【五五歳、男性】
二カ月に一週間くらいの割でひどいのが続く。レベル1の軽いのはいつもある。レベル3〜4のときは眠れない。寝て一時間くらいすると出てくる。左脚がほとんどで、レベル5のときは右脚にも出る。症状があるのは皮膚の表面からちょっと中のほうで筋肉だと思う。痛みではない。ちゃんとしておれない。むずむずとしか言えない。絶えず屈伸していたい。

【二九歳、女性】

小学校二年のころから座ったりじっとしていると両側の大腿から下腿にかけてイライラする。脚を動かしたりさすったりしている。自分でイライラ病と名づけた。夜寝るときも同じで、イライラで眠れないときもある。母と姉にも同じ感覚があるが軽い。

男性では重症な人でも病気と思っていないケースが多く、奥さんに指摘されてから半信半疑のまま受診に来る患者がいる。

【四九歳、男性】

寝ると左の膝辺りがだるくなって空中で脚を曲げ伸ばししている。左手で左膝をさすっているのが常のようになった。ポキポキ音をさせるので妻がうるさがっている。新聞で広告を見つけた妻からあなたはこれじゃないのと教えられた。

【五三歳、男性】

子供のころはなかったが、三〇歳ころから寝るときに足を打ち合わせるようになった。日中はないが寝る前だけ両膝から下にたとえる言葉のない違和感が現れる。歳とともにひどくなるので老化だと思い、病気とは思っていなかった。妻は嫌がっておりパタパタ病といわれているので、一度診てもらうことにした。

むずむず脚のせいで睡眠が妨げられる患者が多いが、それよりも日中にむずむず脚の出ることで困っている患者も少なくない。

【六三歳、男性】
中学生のころから、特に暑い季節に両膝から下腿をじっとしておれないことに気づいた。午前中でもじっとしていなければいけないプレッシャーがあると出てくる。大人になってからはマイペースで生活できるようになったが、学生時代は一番辛かった。動いてはいけない状況のときは両膝をつねったり、脚がつるくらい思い切り伸ばしていた。

【四六歳、女性】
両側のふくらはぎの下のほうがだるくうずいて脚を動かしている。普通に仕事しているときはよいが、極端に運動したときや極端に一日中動かないときがダメ。仕事で飛行機の出張が多いが、そのときに大勢の中で身動きできないときに出てくるので本当に困る。映画館でも面白いときはよいが飽きてくると出てくる。

思い出すと子供のころからむずむず脚があると話す患者は多い。子供がじっとしておれないのは仕方がない、成長痛だから心配ない、大人からそう言われれば子供はそんなものかと思って我慢している。

【二六歳、女性】

子供のころからむずむず脚がある。幼稚園のときに病院で成長痛と言われた。両脚の主に膝から下で膝の裏、ふくらはぎ、足の指にある。表面と骨ではなく、皮膚の下から筋肉にある。言葉ではうまく言えないがジンジンに近い。疲れて眠れればよいが中途半端なときに出てくる。

【三七歳、男性】

小学校高学年からある。左ふくらはぎの中の痛みで、「痛いっ」というのではなくじわじわ骨を引き抜いている感じ。中学高校のころはひどくて毎晩母に脚をマッサージしてもらった。膝から下を切りたいと思った。整形外科で何度もレントゲンを撮ったが異常はなく、成長期に伴うものと言われた。受験勉強のときも最初は症状がひどいが勉強に入り込むと忘れている。

百人の患者には百通りの人生があり、むずむず脚の起こり方も症状の感じ方も影響の大きさも百通りだ。共通するのは、脚に耐え難い不快感が現れて脚をじっとしていられないことである。

参考文献

久米明人、久米英明「日本人特発性レストレスレッグス症候群の臨床的特徴」臨床神経学 五〇巻、三八五—三九二ページ、二〇一〇

3　むずむず脚は多いの？　少ないの？

軽症の患者は多いが、重症な患者はそれほど多くない。これまでの調査で日本人の約一～四％にむずむず脚症候群が認められ、そのうちの三分の一が医療の対象になると考えられている。すなわち、むずむず脚を持っている人が全国に約一三〇～五〇〇万人いて、その症状に悩まされている患者は最大で約一五〇万人いることになる。これまで見過ごされていたとすると、この数字は結構大きなものである。

一九九〇年代の終わりから二〇〇〇年代前半にかけて欧米で報告されたむずむず脚症候群の調査結果はもっと衝撃的なものだった。北米や欧州各国において数千人から一万人規模で実施された疫学調査により、住民の約一〇％にむずむず脚症候群が存在することが明らかになったのである。二〇年前にはアメリカ全土に九人しか患者のいない希少疾患と呼ばれていたRLSが、一〇年後に調べたら実は全米に一二〇〇万人以上の患者がいると報告されたのだ。いったい今まで医者は何を診ていたんだ、誰もがこう考えた。マスメディアはこぞって患者たちを尋ねてインタビューした。そして、これまで医者にかかっても診断がつかなかったり、深刻な問題として取り合ってもらえなかったり、ノイローゼと診断されたりして苦しんだエピソードを報道した。

それでは、一九四五年にカール・アクセル・エクボム医師が問題を指摘してから六〇年間未解決の健康問題として浮かび上がらなかったのはどうしてなのか？　それはRLSが六〇年間医療の問題として存在しなかったからである。すなわちほとんどのＲＬＳ患者は下肢の症状を病気や健康の問題とは考えていなかった。自分の体質であって、医者に相談する類のことではないと考えていた。したがって、この症状を医師に訴えることはなく、そもそも患者のほうから訴えのないものは医療システムの中で問題として浮かび上がらなかったのだ。

二〇〇〇年以後、患者団体、マスメディア、製薬企業による疾患啓発活動により、患者は初めて下肢の症状が病気と診断されることを知り、診断とケアを求めて病院へ殺到した。そして次々にＲＬＳと診断され、患者が一気に出現したのである。ここで大事なことは、ＲＬＳと診断されても大部分の患者は軽症で医療のケアを受ける必要のないことである。一部の患者だけが、生活や仕事を続けるうえで継続的な医療ケアを必要とする。医療ケアの必要がない人も含めればＲＬＳは多いが、継続的な医療ケアの必要なＲＬＳ患者はそれほど多くはないだろう。

参考文献

Mizuno S, Miyaoka T, Inagaki T, et el.: Prevalence of restless legs syndrome in non-institutionalized Japanese elderly. Psychiatry and Clinical Neuroscience 59: 461-465, 2005

Nomura T, Inoue Y, Kusumi M, et al.: Email-based epidemiological surveys on restless legs syndrome in Japan. Sleep and Biological Rhythm 6: 139-145, 2008

Nomura T, Inoue Y, Kusumi M, et al.: Prevalence of restless legs syndrome in a rural community in Japan. Movement Disorders 23: 2363-2369, 2008

4　むずむず脚は遺伝しますか？

「子供のころ、毎晩寝る前に父の脚を踏まされていました。自分も今では毎晩子供に自分の脚を踏ませています。大人になると脚が疲れるので寝る前には脚をマッサージするものだと思っていました。まさか、父と私にむずむず脚があったとは考えもしませんでした」

ＲＬＳ患者へ家族にも同じ症状の人がいますかとたずねると、何人かは即座に自分の親や兄弟姉妹の話をしてくれる。それらの患者は自分の脚の症状について身体がおかしいのではないかと疑う一方で、一番身近な家族の中にも同じ症状があるのでよくある症状なのだと安心したり、あるいは家族の体質なんだと納得して受け入れてきたのである。医者からこれはむずむず脚症候群という病気ですよと診断されると、それまで頭の中に漂っていた自分の身体に対する漠然とした疑問が、明確な「むずむず脚」という姿になってはっきりと見えてくる。すると、家族の中に潜んでいたむずむず脚もすべて明瞭な形となって見えるようになってくる。欧米では特発性ＲＬＳ患者の六割が家族にもＲＬＳ患者がいると答えている。私のクリニックで特発性ＲＬＳと診断した約二〇〇例の患者のうち家族にもＲＬＳがいると答えたのは約三割であった。さらに、むずむず脚の症状が三五歳以前に始まった若年型ＲＬＳと呼ばれるグループでは、家族歴の頻度が少し増えて四割であった。この家族歴の割合は他の神経系の病気と比べると明らかに大きな数字だ。

ＲＬＳ患者に家族歴が多く見られる最大の理由は、ＲＬＳの原因が生まれつきの体質にあり、その体質が家系内で遺伝するからと考えられている。つまりＲＬＳを引き起こしやすくする遺伝子が親から子へと受け継がれているということだ。それではどの遺伝子が受け継がれるとＲＬＳになるのか。残念ながら原因となる遺伝子は、この本を書いている時点でまだ突き止められていない。病気の原因が遺伝子にあるのかどうかを予想するうえでもっとも効率の良い研究方法は一卵性双生児の患者を診ることである。一卵性双生児の一方に病気が発症したときに、他方にも同じ病気が発症していれば、遺伝子の異常がその病気の原因である可能性が高い。アメリカＲＬＳ財団では会員広報誌ナイトウォーカーズを通じて一卵性双生児の一方または両方にＲＬＳを持つ患者がいないかどうかを会員に問い合わせた。そして、合計一二組の少なくとも一人はＲＬＳを有する一卵性双生児が集められた。それらの患者を調査した結果、一二組中の一〇組（八三％）では両方がＲＬＳを持っており、一二組中の八組（六七％）では父親か母親のいずれかにもＲＬＳのあることが確認された。しかし、ＲＬＳの発病年齢と症状の重症度については双生児の間でも一致は見られず、たとえば六五歳の女性双生児患者では一方の発病が一二歳のときで他方は五五歳のときなどと、双生児間でバラバラだった。これらの事実からＲＬＳは一つの原因となる遺伝子が親から子へ優性遺伝することにより起きること、ただし発病年齢と重症度にはさらにほかの遺伝子や環境の要因が影響していることが考えられた。

このように、ＲＬＳの遺伝子が優性遺伝するとただちに言い切れるのは、ＲＬＳがメンデルの優性の法則と分離の法則に従って発現しているからである。これまでに世界中で家族内にＲＬＳ

患者が大勢いる大家系がいくつも見つかっており、それらの家系を使って原因遺伝子を見つける研究が行われてきた。家系内の数十例の患者と非患者からDNAサンプルを採取して、メンデルの法則に従って患者にだけ認められて非患者には認められない遺伝子の変異が探索された。その結果、七つの家系ではRLSを発病させる原因となる、染色体の特定の一部分が存在するところまで明らかになった。残念ながら、特定の一部分の中のどの遺伝子変異が原因なのかまではまだ突き止められていない。RLS大家系の調査では、原因となる染色体の一部を持っていると、一生のうちにRLSを発病する確率は九〇～一〇〇％であった。すなわち、RLSの原因となる遺伝子変異を持って生まれるとRLSをほぼ発病することになる。

ところで、RLS大家系の研究では一つ問題が生じていた。最初に発表されたカナダの家系でもっともよく当てはまる遺伝形式は常染色体劣性と報告されたのだ。それ以後に発表された別の六家系ではすべて常染色体優性遺伝の遺伝形式がよく当てはまった。カナダの家系の遺伝形式については異議を唱える研究者もおり、この家系のRLSが劣性遺伝なのかどうか完全な決着はまだついていない。

遺伝形式に関してはDNAサンプルを集めなくても数学的に調べることができる。ドイツのRLS患者二三八名とその親や子供五三七名に対して実施された聞き取り調査から、発病年齢が三〇歳以下の若年発症型RLSには一つの原因遺伝子が優性遺伝すると考える数学モデルがもっともよく当てはまった。一方、三〇歳を超えて発病する高年発症型RLSでは一つの原因遺伝子がRLSを引き起こすモデルでは説明がつかず、複数の遺伝子によりRLSが引き起こされるか、あるいは環境の要因によりＲＬＳが発病していると考えざるを得なかった。また、アメリカで実施されたＲＬＳ患者七六名から始まる七七家系の家族五一四名に対する調査からもＲＬＳには一つの原因遺伝子が優性遺伝すると考える数学モデルがもっともよく当てはまった。ただし、ＲＬＳの発病年齢については複数の遺伝子に規定されていると予測され、計算上はＲＬＳ発病に対する遺伝子以外の家系内の影響も残されており、ＲＬＳは複数の遺伝子と環境的要因により引き起こされることが理論的に示された。

結局、ＲＬＳは遺伝的な要因に後天的な要因が加わって初めて発病に至るのである。したがって、むずむず脚は遺伝するのですかという質問に対しては、「家族歴があれば親から子供へ五〇％の確率でＲＬＳになりやすい体質が遺伝すると考えられますが、体質が遺伝したらただちにＲＬＳを発病するわけではありません」と回答することにしている。

参考文献

Ondo WG, Vuong KD, Wang Q: Restless legs syndrome in monozygotic twins: clinical correlates. Neurology 55: 1404-1406, 2000

Desautels A, TureckiG, Montplaisir J, et al.: Identification of a major susceptibility locus for restless legs syndrome on chromosome 12q. American Journal of Human Genetics 69: 1266-1270, 2001

Bonati MT, Ferini-Strambi L, Aridon P, et al.: Autosomal dominant restless legs syndrome

maps on chromosome 14q. Brain 126: 1485-1492, 2003
Chen S, Ondo WG, Rao S, et al.: Genomewide linkage scan identifies a novel susceptibility locus for restless legs syndrome on chromosome 9p. American Journal of Human Genetics 74: 876-885, 2004
Pichler I, Marroni F, Volpato CB, et al.: Linkage analysis identifies a novel locus for restless legs syndrome on chromosome 2q in a south Tyrolean population isolate. American Journal of Human Genetics 79: 716-723, 2006
Levchenko A, Provost S, Montplaisir JY, et al.: A novel autosomal dominant restless legs syndrome locus maps to chromosome 20p13. Neurology 67: 900-901, 2006
Levchenko A, Montplaisir JY, Asselin G, et al.: Autosomal-dominant locus for restless legs syndrome in French-Canadians on chromosome 16p12.1. Movement Disorders 24: 40-50, 2009
Balaban H, Bayrakli F, Kartal U, et al.: A novel locus for restless legs syndrome on chromosome 13q. European Neurology 68: 111-116, 2012
Winkemann J, Muller-Myhsok B, Wittchen H-U, et al.: Complex segregation analysis of restless legs syndrome provides evidence for an autosomal dominant mode of inheritance in early age at onset families. Annals of Neurology 52: 297-302, 2002
Mathias RA, Hening W, Washburn M, et al.: Segregation analysis of restless legs syndrome: possible evidence for a major gene in a family study using blinded diagnosis. Human Heredity 62: 157-164, 2006

5　むずむず脚になるとどうなるの？

むずむず脚は、脚が不愉快なだけでなく、長く続くと次にあげるような健康や生活にかかわる四つの重要な問題を引き起こしてくる。

まず、むずむず脚のせいでもっとも困るのは睡眠が妨げられて不眠症になることだ。頭は眠いのに、脚はむずむずしてじっとしておれず、眠りたいのに寝つけない。軽症な患者では脚をバタバタさせていると一〇分以内にむずむず脚は治まって、その後は睡魔が勝って眠り入ることができる。しかし、重症な患者では脚の不快感が夜通し治まらず、朝までまったく寝つくことができない。明け方になって疲れきってようやく眠り込む毎日である。当然、睡眠不足で午前中はぼんやりしているし、午後からは睡魔に襲われて仕事に集中できなくなる。不眠症は、眠りたいのに眠れないという夜間の精神的な苦痛が問題なだけではなく、睡眠不足による日中の生活や仕事への悪影響が問題となる。また、睡眠不足が長期にわたると新たな健康の問題を引き起こす危険性も高まってくる。慢性の不眠症が引き起こしてくる健康問題には、うつ病、高血圧、心血管病、肥満、糖尿病、免疫力低下などがあるので注意しなければならない。寝る子は育つと言うが、睡眠不足は子供の場合には成長に悪影響を及ぼす重要な問題になる。むずむず脚症候群と診断された患者の七五％では同時に不眠症とも診断されており、不眠症になることがむずむず脚症候群の最大の問題である。

次に問題となるのが、むずむず脚の不快感が直接日常生活や仕事に支障をきたしてくることだ。会社員のAさんは以前シンガポールへ出張したときに、往きの飛行機の中で離陸後二時間経ったころから急にむずむず脚が出てきた。座っていられないのでシンガポールまでの残り五時間あまりをほとんど通路に立っていたそうである。乗務員からは何度も座るようにうながされるので困った、大人のくせに落ち着きのない客だと思われただろうなと話してくれた。以来、トラウマになって海外旅行には怖くて行けない、夜行バスも怖くて乗れないという。自営業のご主人を手伝っているBさんはクルマの助手席に座っていると、移動中にしばしばむずむず脚に襲われる。そのたびにクルマを停めてもらって、クルマから降りて周辺を歩き回って症状を治めてから、またクルマに乗り込み移動している。現在子育て中のCさんは妊娠中にひどいむずむず脚が出て、妊娠に伴うむずむず脚症候群と診断された。ところが、出産後にも依然としてむずむず脚が出てくることがわかり、振り返って考えると一〇年前に大学を卒業して会社へ入ったころからこの不快な症状があったことを思い出した。当時、長時間の会議では脚をもぞもぞ動かさずにはいられなかったが、ほかの皆が脚を動かさずにじっとしていられるのが不思議でならなかったと話す。事務員のDさんは数時間にわたる電話受付業務をデスクに座って行うとむずむず脚が出てきて苦痛なので毎日立ったまま行っている。

日中にむずむず脚が出てきて困るのは仕事中だけではない。主婦のEさんは平日の昼間に一人でも映画館へ出かけるほどの映画好きである。面白い映画のときは何も起こらないが、つまらない映画のときはむずむず脚が現れるので、結局最後まで我慢することができなくて映画館を出てきてしまうそうである。八一歳のFさんは長身で彫りの深い顔つきとダンディーな装いから年齢よりもひとまわり若く見える、むずむず脚病歴六〇年の男性患者である。診断がついたのはほんの三年前で、新聞に出た治験広告を見て自分にあてはまると思って睡眠クリニックを訪れた。むずむず脚で眠れないので、昔から深夜に家の掃除や洗濯をする習慣になっており、アパートに住んでいたころは隣から夜中に洗濯機がうるさいと苦情を受けたこともあったと笑って話される。昼間でも座っているとむずむず脚が出てきてじっとしておれないので、誰も見ていないときには机の上へ脚を投げ出していたとのこと。それでも誰かに見つかって、若いときは行儀の悪い生意気な奴だとよく叱られたそうである。このように、むずむず脚がきわめて不快なので生活や仕事を遂行するうえで影響が出てきたり、周囲の人たちには症状や行動を理解してもらえないことから心理的な圧迫を感じるようになる。夜間の睡眠だけではなく、日中の生活や仕事にも支障をきたすことがむずむず脚の二つ目の問題だ。

三つめに問題となるのはむずむず脚のせいで精神的に追い詰められる場合である。これにはいろいろなケースがある。現在五九歳の女性Gさんは三〇代の娘さんにも症状がある家族性のむずむず脚症状群である。やはり三〇代のころから夜になるとむずむず脚が出るようになり眠れなくなった。そこで病院にかかったところ自律神経失調症と診断されて精神安定剤を渡された。しかし脚の症状は一向に改善せず、一方で周囲からはストレスのせいだ、気にしすぎるせいだ、多少のことは我慢しなければいけない、精神的におかしいのではないか、などと言われて自分でも頭がおかしくなってしまい心療内科へ通院するようになった。

二六歳の女性会社員Hさんは夜だけでなく昼間にも長時間の会議中などにむずむず脚が現れる。同世代なら理解してもらえるのではないかと思い、会社の後輩たちにはむずむず脚のせいで仕事でも困っていることを打ち明けた。ある会議の前に「今日は長くなるから心配だわ」と脚をさすりながらつぶやいたら、後輩から「またですかァ」と冷ややかに言われてしまい、ああ、言わなければよかった、と後悔したことを打ち明けてくれた。このころのHさんは昼間のむずむず脚がストレスで気分がふさいでいた。

こんなケースもあった。五八歳になる女性事務員のIさんは軽症のむずむず脚症候群である。新聞で治験広告を見て自分にあてはまるので睡眠クリニックを受診したらそこでむずむず脚症候群と診断が下された。しかし、軽症なので薬の治療は要らないでしょう、と言われて寝る前に脚をマッサージする程度で対処することになった。しかしながら、これまでは特に意識していなかったのに、むずむず脚症候群と診断されてから脚が気になって眠れなくなった。睡眠不足で仕事に支障をきたすようになり、疲労感で会社を休むようになり、食欲が低下して体重が減り、気分も落ち込んで、ついにはうつ病になってしまった。お話を聞くと、自分はむずむず脚なんだと考えるのが一番のストレスで、病名を明らかにされたことでかえって精神的に追い詰められたそうである。Iさんの問題はうつ病なので気分を回復させるのに抗うつ薬を使いたいところだが、ほとんどの抗うつ薬はむずむず脚を悪化させるリスクがある。そこでIさんには気分の変動を小さくする効果のある抗てんかん薬ガバペンチンを服用してもらった。ガバペンチンはむずむず脚に対しても効果があるので一石二鳥である。またIさん自身が見つけた、むずむず脚が出てきたときは脚にキンカンを塗る方法で対処することにした。ガバペンチンと睡眠薬とキンカンで、三カ月後にIさんには明るいもとどおりの笑顔が戻った。

これらのケースのように、むずむず脚がきっかけで不安やうつ病になることがある。不眠が続いて心身疲労状態となるだけでなく、自覚症状を他人に理解してもらえず、逆にストレスのせいだと説得されて自分でも混乱してしまうのである。むずむず脚がストレスの原因となり、精神的に追い詰められることが三つめの問題だ。

四つめの問題として、むずむず脚により人間関係に影響を及ぼすことがあげられる。実はこれがむずむず脚症候群の引き起こすもっとも深刻な問題と指摘する研究者もいる。この人間関係を悪化させる問題については、個人差が大きく、また価値観や文化の違いもかかわってくるので、一概に述べることはできないことを初めにお断りしておく。患者は、むずむず脚が出てくるのを抑えるために毎晩遅くまで起きて動いたり、本を読んだり、家事や仕事をしたりしている。またいったんはベッドで横になり眠り込んだとしても、夜中にむずむず脚で目が覚めてベッドから起き上り、家の中を歩き回って、最後は居間のソファや台所の床の上に脚を投げ出して寝たりする。結果的に、ほかの家族とは寝る時間が大きくずれたり、一緒に寝ても朝起きたときは別の場所にいることになる。特に夫婦の間では、一緒に寝ることで安心感やつながりを持ちたい気持ちが相手に強いと、このような行動はなかなか理解してもらえず、微妙な距離感が生まれることがある。

この辺りの様子は、アメリカRLS財団のバージニア・ウィルソンが著した『睡眠泥棒レストレスレッグス・シンドローム』の中に、夫の思いやりに感謝しつつも、自分の苦痛を完全には理解できてない伴侶に対する失望感や葛藤が赤裸々に綴られている。

夜だけではなく、夕方の社交にも影響がある。相手がたまには外のレストランで夕食を楽しみたいと言っても、脚をもぞもぞしながら何時間も座っていなければならないことを想像すると、相手が期待するような落ち着いた店には行きたくない。しかし立ち食いやファストフードでは相手は納得しないだろう。仕方なく付き合ってレストランへ行っても、頻繁にトイレへ立ったり携帯に集中したりとせわしなく、食べ終わるや否や、さあ帰ろうと立ち上がって、結局相手を不愉快にさせてしまう。映画もコンサートもつまらない内容だとむずむず脚が出てきてじっとしていられなくなるので、自分の興味があるものしか行きたくない。旅行はクルマならよいが、飛行機はじっと座っていられるのか不安なので海外には行きたくない。遠方の友人や親戚の家へ遊びに行き、泊まってゆくよう勧められても、夜中にむずむず脚が出て他人の家の中を歩き回るわけにはいかないので、断ってホテルに泊まって気まずくなることもある。こういうことを繰り返していると、段々と周囲の人たちは患者を誘わなくなってくる。患者自身も家にいるほうが気楽なので外へ出なくなる。そして、徐々に他人との交流の機会が減ってくるのである。

むずむず脚がなければ、積極的に外へ出て予想外の発見やハプニングに遭遇したことだろう。家族や友人と多くの思い出を共有したことだろう。新しい出会いと別れ、喜びと悲しみを経験したことだろう。そして、もっと豊かな人間関係を築いたことであろう。しかし、むずむず脚があるために周囲の人たちとすれ違うライフスタイルをとり、結果的に交流が制限されてしまうのである。ただし、初めに述べたように、むずむず脚があろうがなかろうが人間関係に影響はない人や、むずむず脚を理解できたことでかえって夫婦関係が良好になったケースもある。人間関係とは、本来一人ひとりがお互いを理解しながら日々築き上げてゆくものである。決して、むずむず脚に影響を受けるようなものであって欲しくはない。

参考文献

Hening WA, Allen RP, Chaudhuri KR, et al.: Clinical significance of RLS. Movements Disorders 22 (Suppl 18): S395-S400, 2007

6 むずむず脚は何が原因で起きるの？

ＲＬＳと診断される患者の中でもっとも多いのが特発性ＲＬＳである。医師が病名に「特発性」とつけるのは原因が不明なときだ。つまり大部分のむずむず脚では原因がわからない。一方で二次性ＲＬＳと診断される場合がある。二次性というのは、初めに特定の病気や特殊な状態があって、そのうえで二次的にむずむず脚が発達してきたという意味だ。代表的な二次性ＲＬＳの原因として鉄欠乏性貧血、腎不全、妊娠の三つがあげられる。ほかにも慢性関節リウマチ、末梢神経障害、脊髄障害、多発性硬化症、遺伝性脊髄小脳変性症で二次性ＲＬＳが認められる。二次性ＲＬＳでは原因の病気や状態が回復すればＲＬＳも回復する。

病気のほかにも、薬の副作用としてＲＬＳが現れたり、ＲＬＳが悪化したりすることがある。抗精神病薬ではＲＬＳとよく似たアカシジアと呼ばれる不随意運動が副作用として知られているが、アカシジアではなく典型的なＲＬＳが抗精神病薬の副作用として現れることがある。また、選択的セロトニン再取り込み阻害薬などの抗うつ薬、感冒やアレルギーの治療で用いられる抗ヒスタミン薬、ドパミン抑制性の吐き気止めの薬もＲＬＳを誘発したり悪化させることが知られている。これらの薬剤誘発性ＲＬＳでは、薬をＲＬＳを誘発しないものに代えるか、薬の用量を減らす必要がある。薬のほかにも、カフェイン、ニコチン、アルコールは日常よく経験するＲＬＳ誘発因子だ。この中でカフェインがもっとも強力なＲＬＳ誘発作用を持っている。今日すべてのカフェインを飲食物から取り除くことは困難だが、一日中コーヒーを飲んでいるような人はコーヒーを止めるだけでも夜のむずむず脚が楽になるだろう。また、むずむず脚で寝つけないので寝酒を飲む人がいるが、これは逆効果である。アルコールの催眠作用でいったんは寝つけるが、同時にアルコールがRLSを増強するので夜中にひどいむずむず脚で目を覚ますことになる。

二次性RLSの原因疾患や化学物質ほどRLSを引き起こすものではないが、それがあるとRLSになりやすい因子がこれまでの研究からわかっている。それらの代表が加齢と家族歴だ。アメリカ・ケンタッキー州で一九八五年から実施されている国民健康調査に際して、一九九六年にはRLSの疫学調査も行われた。ランダムに選ばれた一八〇三人の一般住民に対する電話インタビューの結果、男女ともに年齢が増すほどRLSを持つ人の割合が増えてきて、一八歳から二九歳では三%、三〇歳から七九歳では一〇%、八〇歳以上では一九%となることが明らかとなった。その後欧米のほかの地域で実施された疫学調査からも同様の加齢に伴ってRLSの発病が増える傾向が示された。一般の成人病と同じようにRLSも老化現象の一つと言ってしまえばそれまでだが、加齢がRLSのリスク因子になることは厳然たる事実である。

家族歴は、RLS診断基準の補助的な臨床特徴の項目に含まれるRLS患者によく見られる特徴の一つだ。欧米の特発性RLSでは五〇%以上の患者が家族歴を有することが明らかとなっている。家族に同じ病気が発現する理由は必ずしも遺伝だけではない。家族は生活環境が同じであり、地理的には同じ緯度や高度、気候の中で生まれ育ち、同じ家に住み、同じ物を食べて、同じ空気を吸い、同じ生活リズムで寝て起きて暮らしている。仮に毒性の物質が住居や食物や大気中に存在した場合には、家族は同じようにその物質に暴露されることになる。また、宗教や思想、教育や文化についても家族や民族に固有のものが多く、病気の症状を訴えるうえでも家族や民族の特徴となって現れることもある。このように家族内にＲＬＳが多く発症する理由は遺伝以外にもいくつか考えられるが、これまでの遺伝学的研究の成果を考慮すると、やはり最大の理由はＲＬＳになりやすい体質が遺伝するからということになるだろう。

では家族歴があると、どの程度発病のリスクが増えるのか予測してみよう。遺伝学では後で述べる多因子疾患において、第一度近親者の経験的再発率は一般頻度をｐとするとおおよそ$\sqrt{p}$といわれている。第一度近親者とは自分から見た生物学的な両親と子供のことだ。たとえば、欧米における特発性ＲＬＳの一般頻度を一〇％とすると、あるＲＬＳ患者の第一度近親者にＲＬＳが発病する確率は$\sqrt{0.1}=$三二％になる。日本人の場合、一般有病率は一～四％なのでＲＬＳ患者の第一度近親者にＲＬＳが発病する確率は$\sqrt{0.01}$～$\sqrt{0.04}=$一〇～二〇％になる。すなわち、自分にＲＬＳがあるとき、家族にもＲＬＳが発病する確率は一般頻度と比べると五倍から十倍に跳ね上がるのだ。

ＲＬＳは原因となる遺伝子や関連性のある遺伝子を持っていてもそれだけでは発病に至らない。ＲＬＳは、遺伝的な要因に後天的な要因が加わって初めて発病に至るのである。このように遺伝的要因と環境的要因が合わさって発病に至る病気のことを多因子疾患と呼ぶ。がんをはじめ、糖尿病、高血圧、心疾患などの多くの慢性疾患、さらに認知症や統合失調症さえも、遺伝的要因と環境的要因の両方が重なった結果発病する多因子疾患である。多因子疾患では、加齢と遺伝の要因は自分の力ではどうしようもないが、そのほかの要因は生活習慣の改善や環境の調整、時には医療の力を借りて、発病のリスクを減らすことが可能である。ＲＬＳについても規則正しい就寝と起床、快適な睡眠環境などの睡眠衛生に気を配り、栄養バランスのとれた食生活で鉄やビタミン不足にならないように努めて、ＲＬＳを誘発する薬やカフェイン、ニコチン、アルコールを避けるように生活することで発病のリスクを下げることができる。女性では特に妊娠の前から十分に鉄分を摂取することが妊娠中のＲＬＳ発病を抑えるためにも、また将来のＲＬＳ発病を予防するためにも重要である。さらに最近ではＲＬＳにはメタボが多いことがわかってきた。メタボの進行を抑えるのに必要な健康な食生活と適度な運動はＲＬＳを抑えるのにも有効である。

「特発性」ＲＬＳといわれると原因は不明と思い込んでしまうが、多因子疾患と考えれば結構いろいろな要因が見えてくる。そして、一つひとつの要因を改善していくとＲＬＳ以外の多因子疾患も改善することになってゆく。結局は、健康な生活習慣が多くの慢性疾患を予防してＲＬＳ発病のリスクも最小限に抑えることになってくる。裏を返すと、不健康な生活習慣を続けることがＲＬＳ発病の原因ともいえる。もっとも体調が良かったときの生活習慣を思い返してみよう。

参考文献

Phillips B, Young T, Finn L, et al.: Epidemiology of restless legs syndrome in adults. Archives of Internal Medicine 160: 2137-2141, 2000

Young ID: Introduction to risk calculation in genetic counseling, 3rd ed. Oxford University Press New York, NY, 2007

7　将来パーキンソン病になるのですか？

患者から一番多く尋ねられるのがこの質問だ。答えはノーである。パーキンソン病の患者を大勢診ているときどきＲＬＳを訴える人に遭遇する。一方で何十年もＲＬＳを患っている患者を大勢診ているが、その中でパーキンソン病を発病する人は一人もいない。したがって、ＲＬＳを持っていても将来パーキンソン病にはならないことは経験的に知られていた。しかし、本当にパーキンソン病にならないのか、最初のころはＲＬＳの研究者たちにも答はわからなかった。

パーキンソン病の患者にＲＬＳが発現するのは、パーキンソン病では脳のドパミンが低下しているので、必然的にＲＬＳも発病しやすくなるのだろうと考えられていた。そして、パーキンソン病は二次性ＲＬＳの基礎疾患とみなされていた。しかしこの考え方を拡大してゆくと、パーキンソン病とＲＬＳには共通する脳のドパミン機能低下という基盤があり、パーキンソン病から発病して次第にＲＬＳが明らかとなってくるケースがあるのならば、その反対にＲＬＳから始まってドパミン機能低下が広がるにつれてパーキンソン病が現れてくるケースがあってもよいことになる。すなわち、ＲＬＳの患者はドパミン神経細胞の機能低下が局所にとどまっているので、単にまだパーキンソン症状が現れていないだけにすぎないのではないか、そう考える仮説である。

脳の解剖を見てみると、ドパミン神経細胞は脳の中でいくつかの神経細胞の塊として存在しており、ドパミン神経細胞の塊ごとにＡ８からＡ16という名前がつけられている。パーキンソン病で主に障害されるのはA9であり、RLSで機能低下すると考えられているのはA11と呼ばれる細胞群である。したがってRLS患者が心配しているのは、ドパミン神経細胞の障害がA11から始まって最初はRLSを発病するが、病気の進行と伴にドパミン神経細胞障害がA9にも及んでいって、将来はパーキンソン病を発病するのではないかということなのだ。

この仮説が正しいかどうかを調べる簡単な方法はPET検査でRLS患者のA9の状態を確認することである。PET検査は脳の中のいろいろな部分で神経細胞の種類ごとに活動状態を測定する検査であり、この検査によりA9のドパミン神経細胞の機能低下があれば、RLSはパーキンソン病の前段階という証拠になる。いくつかの研究室でRLS患者のPET検査が行われた。検査結果は異常ないとするもの、A9のドパミン神経細胞が低下しているとするもの、逆にドパミン神経細胞が機能亢進しているものなど、バラバラであった。結局、A9の障害の有無は決着がつかず、RLS患者の病理解剖を待つこととなった。

そして二〇〇三年に、初めてアメリカからRLS患者の脳の病理解剖が報告された。その結果、RLS患者のA9にはまったく障害のないことが明らかとなった。これはパーキンソン病患者の脳でA9のドパミン神経細胞がほとんど死滅してしまう病理所見とは対照的であり、パーキンソン病とRLSがまったく異質な病気であることを明示する所見だった。ただし、このときにRLSの病巣と考えられているA11の詳細な病理検査は行われなかった。その後二〇〇九年になり、RLS患者におけるA11ドパミン神経細胞の病理検査が行われて、ドパミン神経細胞の数は減っていないし細胞のサイズも縮んでいないことが確認された。こうしてようやくRLSはパーキンソン病のようにドパミン神経細胞が死滅してゆく病気ではないことが証明されたのである。

パーキンソン病とＲＬＳの関係については、もう一つ重要な誤解のあることもわかってきた。パーキンソン病になると脳のドパミンが不足するのでＲＬＳにもなりやすいと思われていたが、実はこれもパーキンソン病のせいだけではなかった。パーキンソン病では不足するドパミンを補うためにドパミン製剤が治療薬に用いられる。必要以上にドパミン製剤が投与されると脳と脊髄はバランスをとるためにドパミン受容体の数を減少させて調整するように変化する。ドパミン製剤を服用した直後の高度のドパミン刺激に合わせて脳と脊髄はドパミン受容体の数を減少させるために、夜間などのドパミン製剤が切れてくる時間帯では相対的にドパミン受容体が治療前よりも少なくなり、ドパミン神経伝達が低下することになる。その結果、脊髄の交感神経細胞や感覚神経細胞に対するドパミンの抑制作用が減弱し、交感神経細胞と感覚神経細胞が興奮してＲＬＳが発現することになる。これは「オーグメンテーション」の項でも解説するドパミン製剤過剰によるＲＬＳ症状促進現象のメカニズムと同じである。つまり、パーキンソン病患者では長期間にわたり高用量のドパミン製剤治療が行われるために一部の患者ではオーグメンテーションが発生して、ＲＬＳが発病するのである。

参考文献

Lee JE, Shin H-W, Kim KS, et al.: Factors contributing to the development of restless legs syndrome in patients with Parkinson disease. Movement Disorders 24: 579-582, 2009

8　むずむず脚とよく間違えられる病気

ＲＬＳの診療においてしばしば問題になるのはＲＬＳ以外の病気が間違えてＲＬＳと診断されることだ。病院でＲＬＳと診断されて、その重症度が中等度以上と判断されると薬物治療が行われることがある。その場合の第一選択薬はドパミン製剤になるが、ドパミン製剤はＲＬＳにしか効かないＲＬＳの特効薬だ。間違えてＲＬＳと診断された患者にドパミン製剤が投与されると、効果を期待できないだけでなく、副作用のリスクだけ発生することになる。したがって、ＲＬＳとＲＬＳに似たほかの病気をそれぞれ正しく診断することが治療薬を選択するうえできわめて重要なのだ。ＲＬＳとよく似た症状を示しＲＬＳと間違えられやすい病気をまとめてＲＬＳミミクスと呼ぶ。ここでは代表的なＲＬＳミミクスを解説する。

周期性四肢運動障害（ＰＬＭＤ）

周期性四肢運動（ＰＬＭ）は無意識のうちに数秒から数十秒間隔で周期的に脚がぴくんと痙攣する不随意運動である。ＲＬＳ患者の八五％に認められる神経症状であるが、ＰＬＭはＲＬＳ患者だけに認められる現象ではない。ＲＬＳとは無関係に、高齢者ではＰＬＭは睡眠中によく観察されるありふれた現象である。ほとんどの場合、睡眠中に出現するＰＬＭについての自覚症状はなく、日常生活で特に問題となることはない。しかし、なかにはＰＬＭのせいで熟睡が妨げられたり、夜中に何度も目が覚めたりすることがある。不眠症や日中の過眠を訴える人の中には夜中のＰＬＭが睡眠を妨げる原因となっていることがあり、そのときはＰＬＭ障害（ＰＬＭＤ）という病名で呼ばれて医療の対象となることがある。

脊髄症・神経根症・末梢神経障害

もっともよくむずむず脚と間違えられるのがこれらの病気である。脊椎の病気やケガ、椎間板ヘルニアなどにより腰のレベルで脊髄が傷害されるものを脊髄症、神経根が傷害されるものを神経根症と呼び、いずれも脚にしびれや痛みが現れる。また長期間にわたる糖尿病、アルコール中毒、膠原病などで末梢神経が侵された状態を末梢神経障害と呼び、両足に対称的なしびれや痛みが認められる。むずむず脚は夕方から夜間だけに現れたり、日中よりも夜間に増強する特徴があるが、脊髄症・神経根症・末梢神経障害のしびれや痛みも見かけ上夜間に増強することがある。たとえば昼間の重労働で腰の椎間板ヘルニアが悪化して夜間に痛みが増強するようなときや、仕事で精神集中している間はしびれは気にならないが寝るときに気分がリラックスするとしびれが気になってくるようなケースである。

これらの場合には夜間に症状が悪化するように見えるのでむずむず脚との区別が難しくなってくる。しかし、むずむず脚では異常感覚が筋肉や骨など脚の内部に感じられるのに対し、脊髄症・神経根症・末梢神経障害のしびれや痛みは脚の皮膚の表面にも感じられる。また、むずむず脚は歩行中など脚を動かしているときには現れないが、これらのしびれや痛みは脚を動かしている間でも絶えず存在する点がむずむず脚とは異なっている。

少し厄介なのが、脊髄症・神経根症・末梢神経障害が原因でＲＬＳが現れる二次性ＲＬＳの場合である。典型的な脊髄症・神経根症・末梢神経障害のしびれや痛みに加えて、典型的なＲＬＳ症状がオーバーラップして認められることがある。脊髄症・神経根症・末梢神経障害が治ると、ＲＬＳ症状も治る。これらのケースでは、どの症状が脊髄症・神経根症・末梢神経障害でどの症状がＲＬＳなのか、神経内科や整形外科で判定してもらわないと自分ではわからないだろう。治療も脊髄症・神経根症・末梢神経障害とＲＬＳを別々に行うことになる。

体位性不快症状

英語では positional discomfort という。横になり脚をまっすぐに伸ばすと下肢にしびれや違和感やふるえが出てくるケースである。患者は、寝ると下肢に異常が出てくるのでむずむず脚ではないのか診てほしいと訴えて来院してくる。診察ベッドで横になるとただちに下肢にしびれやふるえが出てくるが、寝返りを打ったり、横向きに寝かせたり、下肢を曲げたり、あるいは座らせたりすると、ただちに症状は消える。まっすぐ寝る姿勢にすると腰や骨盤で下肢の神経や血管が圧迫されたり、腱や筋肉が不安定な位置になったりしてしびれやふるえが出てくるもので、病気とまではいえない。長時間正座したときに坐骨神経が圧迫されて脚がしびれるのと同じである。

こむら返り

夜中に布団の中で脚をぐっと伸ばしたときに、そのままふくらはぎの筋肉が固まってしまい激痛を伴うもので、いわゆる「足がつった」状態。準備体操なしに急に走ったり、長時間歩いたりしたときに日常的に遭遇するが、下肢の筋肉が疲労しているときや高齢者では夜中にしばしば見られる症状である。なかにはほとんど毎日夜中に発現して痛みで目が覚めるケースもあり、自分はむずむず脚による不眠症に陥っているのではないかと訴えて病院を受診してくる。むずむず脚が通常は両脚に左右対称に見られるのに対して、こむら返りは典型的には片脚に認められ、特定の筋肉に限局した痛みがある。むずむず脚なら脚を動すと痛みは消えるが、こむら返りではかえって痛くなることが多い。こむら返りも夜中に頻繁に起きて不眠の原因となるようなら、こむら返りの治療を行うことになる。

不安

自分にはむずむず脚症候群の診断基準がすべて当てはまると訴える患者の中には、一回だけそういう症状があったので心配になったと病院を受診してくる人がいる。それはむずむず脚症候群ではなく、たまたま長時間同じ姿勢で座っていて坐骨神経が圧迫されて脚がしびれたのか、長距離歩いたために脚が筋肉痛になったのか、防寒を怠ったために脚が冷えて一晩眠れなかったのか、あるいは本当に一回だけむずむず脚が発現したのかもしれないが、とにかく病気というほどのものではない。長い人生の中で偶然に苦痛を感じたひとコマに過ぎない。

医師から見ると、本当の問題は脚の症状よりも、その程度の出来事でわざわざ病院まで受診する行為のほうである。性格にもよるが、こういう行動をとる人の中には不安神経症、不安障害あるいは強迫性障害と診断される慢性の感情障害を持っている場合がある。また感情障害と診断するほどではないが、持続的な不安、緊張があるために不眠症になることがある。そういう患者は毎晩眠れずに布団の中で何時間も寝返りをうったりして夜を過ごすことになる。当然同じ姿勢ではいられないので脚も無意識の内に動かすわけだが、不安な心理状態ではむずむず脚症候群の診断基準がすべて当てはまる気になってくる。そして病院へむずむず脚ではないかと訪ねてくる場合がある。不安が原因とわかれば、患者の話をじっくりと聞いて、きちんと診察をして、医学的にはむずむず脚とは違うことをよく説明すれば、大部分の患者は納得してくれる。

かゆみ

「私は夜になると脚がかゆくて眠れないのですが、不眠症のテレビ番組を観ていたらむずむず脚の患者の中には『むずむずする』のでなく『かゆい』と訴える人もいると言っていたので自分もむずむず脚なのではないかと思って診てもらいに来ました」。こう訴えて来院される方がときどきある。「かゆいのは皮膚の表面ですか内部ですか?」と尋ねて「表面です」と答える人はむずむず脚ではない。むずむず脚でかゆいと訴える患者にどこがかゆいのかを尋ねると「皮膚の表面ではなく、中のほうがかゆくなり、掻きたいけれども届かない感じ」などと答える。

皮膚の表面がかゆいのは皮膚の病気である。もっとも多いのが乾燥型湿疹だ。脚の脛は発汗も少なく冬は皮膚が乾燥しやすい。特に入浴後は皮膚の水分が一気に蒸発して表面の角質が乾燥してカサカサになる。布団に入るとカサカサの角質が皮膚の表面をチクチク刺激してかゆくなる。温まって血の循環が良くなると炎症が始まり余計にかゆくなる。無意識のうちにバリバリ掻いていると皮膚の表面が傷ついてさらに炎症がひどくなり、ますますかゆくなる。また掻く、また炎症が進む、もっとかゆくなる、の繰り返しで悪循環に陥ってゆく。これが乾燥型湿疹だ。

アトピー体質の人や乾燥肌の人は普段から保湿に努めて、かゆいときはバリバリ掻かずにかゆみ止め軟膏で抑えよう。ひどい湿疹になってしまったら皮膚科でステロイド軟膏をもらう必要がある。

下肢静脈瘤

最近近隣へ引っ越してきた六三歳の女性Ｊさんがむずむず脚ではないかと受診にやって来た。自覚症状は典型的なむずむず脚で、夜間に周期性四肢運動も記録されてＲＬＳと診断した。Ｊさんは以前住んでいた地域の病院で下肢静脈瘤を指摘されて数年前からワルファリンを服用していた。診ると下腿の表面には軽度の静脈瘤が浮き出ており、手術するほどではないが自覚症状が悪化しないように薬物治療を勧められたとのことである。ワルファリンがなくなったのでついでに処方してほしいと言われたが、少し気になったのでワルファリンは止めて、むずむず脚の薬だけを試しましょうと話してプラミペキソールを処方した。結果は、プラミペキソールを飲んだ日から脚の自覚症状は消失し、下肢静脈瘤による自覚症状と思っていたものも実はすべてがむずむず脚の症状だったことがわかった。

下肢静脈瘤は中年以後の妊娠・出産を経験した女性、長時間の立ち仕事をする女性によく見られる疾患である。病院で治療の対象となるのは中等度から高度な静脈瘤で血管の痛みやかゆみがあったり、静脈の中で血が固まって血栓ができるような症例である。一方、軽度な静脈瘤は見てくれは多少良くないが、無症状で放置しておいても特に問題はない。この軽度の無症状の下肢静脈瘤がＲＬＳのある人に認められると、ＲＬＳの症状が下肢静脈瘤の症状と勘違いされるのである。下肢静脈瘤の診断を受けたり、治療を受けている患者で、脚の内部の自覚症状がＲＬＳの必須診断基準に当てはまるときは、実は下肢静脈瘤はたいしたことなくて問題はすべてＲＬＳによる場合がある。軽度の静脈瘤なのに自覚症状があるときは一度医師に確認してほしい。

アカシジア

薬剤誘発性アカシジアとも呼ばれ、抗精神病薬の副作用である。患者は毎日むずむず脚がひどくてじっとしていられませんと訴えて来院する。診察室でもじっと座っていられず絶えず脚をもぞもぞ動かしている。いつから症状があるのかを尋ねると、数週間前からとか、長くてもせいぜい二カ月前からひどくなったと答える。ＲＬＳの患者が何十年も前から症状があると答えるのとは対照的だ。最近急に始まったむずむず脚は薬剤誘発性のことが多いので、ほかの病院で薬をもらっていないか尋ねると、たいていはメンタルクリニックで抗精神病薬を処方されて服用している。ＲＬＳの症状には日内変動があり夜間に発現したり悪化するのに対してアカシジアは一日中むずむず症状が認められ、特に座っているときによく発現する。またＲＬＳの症状がほとんど下肢に限局するのに対してアカシジアは上半身にむずむず症状が多く認められる特徴がある。

アカシジアと診断したら対策は原因薬剤の減量や中止だが、今度はメンタルな問題の悪化する危険があるのでメンタルクリニックと相談して薬物治療を調整することになる。抗精神病薬のほかにも吐き気止めを飲んでいるときやパーキンソン病の薬を中断したときにも現れることがある。

成長痛

大人にはめったにないが子供にしばしば認められるのでこの名前がある。脚に疼くような強い痛みが夜寝る前に現れたり、夜中に現れて目が覚めたりする。痛みは大腿やふくらはぎや膝の裏の筋肉にあり、ＲＬＳと同じように、夕方から寝る時間に発現するという症状の日内変動がある。ＲＬＳとは異なり脚を動かしても痛みは軽減されないが、マッサージや鎮痛剤は痛みに効果がある。成長痛は実際のところＲＬＳと完全に区別するのが難しい。成長痛とＲＬＳは症状が重なる部分があったり、ＲＬＳがそもそも成長痛の部分症状になっていたりするからである。

参考文献

Benes HB, Walters AS, Allen RP, et al.: Definition of restless legs syndrome, how to diagnose it, and how to differentiate it from RLS mimics. Movement Disorders 22 (Suppl 18): S401-S408, 2007

9　子供のむずむず脚

二六歳の男性会社員Kさんが何とか眠りたいとクリニックへやってきた。話を聞くと、以前から夜に横になると足がほてってきてじっとしておれず寝つきが悪かったが、最近の数週間は特にひどく明け方まで眠ることができない。仕事で朝早く起きなければならないので、毎日三〇分くらいしか眠れていない気がするとのことであった。足のほてりのことで病院を訪れたのは今回が初めてだが、この症状はなんと、小学校に入る前からあったという。四六歳の男性Lさんは十年来夜にむずむず脚があり、年に数回は夜中に耐えられなくなって起きて外へ出て、地面を強く踏んでいると治まってくると訴えて来院した。振りかえると脚がむずむずしてじっとできないのは小学校のころからだった、自分は決して落ち着きのない子供ではなかったが、教室でじっと座っていられないので教師からよく注意されたものですと笑って話してくれた。三八歳の女性Mさんは三〇代になってからむずむず脚で悩まされるようになったが、思い返すと小学校のころにもまったく同じ症状があり、そのせいで床屋さんと掘りごたつが苦手だった、散髪してもらう間、椅子にじっとしていることができなかったし、掘りごたつで脚が温まってくると脚がむずむずしてじっと座っていられなかったことを覚えている。

このように子供のころからむずむず脚が出ている患者は決して少なくない。医療機関でRLSと診断された成人患者の三八%が二〇歳未満で、一四%が一〇歳未満で発病している。一見落ち着きがないように見える子供の中には、実は大人と同じむずむず脚が出ているせいでじっとしていられない場合があるのだ。子供自身がむずむず脚ではないかとクリニックを受診することはないが、親が子供のむずむず脚を疑って連れてくることがときどきある。そのように受診してくる子供たちは、脚の自覚症状を内部がむずむずするとか、むしが這っているとか、大人と同じように言葉で表現できることが多い。なかなか寝つけなかったり、授業中やクルマの中でじっとしていられないなど、日常生活のうえでじっとできないことが問題を引き起こしている点も同じである。

一方で、大部分のむずむず脚の子供たちには自分の脚がおかしいという認識はなく、自分が経験する感覚を言葉で伝えることもできない。しかし、脚をじっとしていられないこと、症状は安静で増強し運動で軽減すること、夜間に多いことは大人と同じである。夜間にぐっすり眠れない、睡眠不足で昼間に眠くなる、授業中に脚を絶えず動かしている、学校でも自宅でも長時間座っていられないなど、RLSのせいで日常生活を送るうえで困ることがいろいろと起きてくる。子供だから落ち着きがないのは当たり前で、成長すれば自然に落ち着いてくるだろう。ほとんどの場合、周囲はそう考えて見守っている。大人からそう言われて、子供自身も小さいうちはじっとしていられないのは仕方がないことだと納得して我慢している。しかし、中学生になっても、高校生になっても、やはり授業中は脚をじっとしていられない。受験勉強のため夜に自宅で机に向かっていると昼間よりも脚が気になり机の下で脚を絶えず動かしてしまう。一方周囲を見渡すと、同級生たちは精神的にも身体的にも落ち着いてきており、数時間を超えても集中してじっと机に向かっている。このころになり、ようやく自分の身体はおかしいのではないかと疑うようになってくる。それでも大部分の子供は、これは自分の体調管理が良くないのだと考える。毎日サッカーやバレーボールをしているから、脚の筋肉が疲れるせいだと考える。そこで生活を夜型にして、夜中まで読書したりゲームをしたりして、睡魔が襲ってくるまで起きていれば脚のむずむずで悩まされることもなくなるだろうと考えて、自然に夜型の生活スタイルになってくる。

彼らが本当に困るようになるのは、社会人となり早寝早起きの生活スタイルが必要とされるとき、職場の研修や会議で長時間座ってじっとしていなければならないとき、周囲のスケジュールに合わせて夕方の会食に同席したり乗り物で移動したりするときである。さらに、自分に興味のないことやつまらない内容に長時間つき合わされるようになると、余計にむずむず脚は出てくる。多くの患者は、大人になってからむずむず脚の悪影響に悩むようになり、真剣に解決策を探し始める。したがって、子供のころからむずむず脚の自覚症状があっても、多くの場合本人にも周囲の家族にもわからずに子供時代は過ぎてゆくのである。

ところが、重症のむずむず脚を持つ子供では子供時代にまったく別の重要な問題が生じてくる。ＡＤＨＤと間違えられるのだ。

ＡＤＨＤとは注意欠陥・多動性障害と呼ばれる疾患で、一般的には二〜三歳ごろから落ち着きのなさやかんしゃくなどで気づかれ、学校に通うころになると、突発的な行動が日立ち周囲の子供たちから浮いた存在となり、学年が進むにつれて勉強の遅れや反抗的態度がみられることがある脳の病気である。授業中にじっと着席していることができず、座っていても常に体のどこかを動かしており、注意が散漫で、興味の対象がめまぐるしく変わり、行動が突発的で、怒りをあらわにしやすく、友たちと仲良くすることが苦手となる。ＡＤＨＤの有病率は、学齢期の子供で三〜七％といわれており、三〇人の児童がいるクラスであれば一〜二人いる計算になり、決して珍しい病気ではない。治療は治すことを目指すのではなく、病気を持っていても普通の子供と同じように日常生活、社会生活を送ることができるようになることを目標に、本人と家族、医療関係者、学校関係者、地域行政などが連携して心理社会的治療を行う。さらに、薬物治療として我が国ではコンサータとストラテラという薬が使われている。ＡＤＨＤも比較的新しく問題にされるようになった疾患であるが、関係者による疾患啓発の努力の結果、現在ではすべての学校関係者が正しく認識するようになった疾患である。

むずむず脚の子供は、決して注意力が低下していたり、衝動的な行動をとったりすることはないが、脚をじっとしていられないために授業中に絶えずもぞもぞ動いたりして、教師からＡＤＨＤと間違えられてしまうのである。教師から多動性が見られＡＤＨＤの疑いがあるから病院で診てもらうように言われて親は子供を病院へ連れてゆく。医師は問診で多動性があるのは学校以外に家庭や塾でもあるのかどうかを親に尋ねる。むずむず脚は夕方から夜間に増強するので学校よりも塾や家庭のほうがじっとしていられないことが多くなる。そこで医師に家庭や塾でも多動性が見られると答える。医師は診断基準に従って、多動性・衝動性があり、それが学校と家庭という複数の状況下で認められると判定し、子供をＡＤＨＤと診断する。そして、治療プログラムに従って薬物治療も開始される。しかし、ＡＤＨＤの治療薬ではむずむず脚の症状は治まらない。

薬を増やしたり、薬を変えたりしても子供の「多動性」に変化は見られないのである。
子供の多動性は実はむずむず脚によるものだったと判明して、むずむず脚に対する対処や治療薬を始めると学校における多動性も治まるようになる。なんだ、子供のむずむず脚は間違えてADHDと診断されて治療されることがあるのか、それなら間違えないように医者がしっかりしてくれなきゃ困るじゃないか、と思われることだろう。しかし、話はそう単純ではない。最近の研究でADHDとむずむず脚はよく合併することが明らかになってきた。複数の報告論文をまとめた調査ではADHDの子供の一一～四四％にむずむず脚が認められ、むずむず脚の子供の一八～二六％にADHDが合併することがわかった。そしてこの両方を持っている子供に対してむずむず脚の治療をするとADHDの症状である昼間の衝動性が軽減することがわかってきた。また、ADHDの治療薬は神経系を刺激する薬であるが、日中のADHD症状に対する薬物治療によって、夜間のむずむず脚が悪化させられることはないことも確認された。ADHDとむずむず脚の両方を持っている子供では、日中はADHDの薬を服用し、夜にはむずむず脚の薬を使うという方法で、両方の症状を上手くコントロールすることができるのである。

また、子供のむずむず脚は成長痛と区別が難しいこともわかってきた。二八歳の女性Nさんは、むずむず脚症候群の記事を見て自分に当てはまると考えて受診した。ただし、Nさんは「でも私のは脚がむずむずするのではなく、脚が痛くなるのです。子供のころに経験した成長痛と同じなんです」と言う。子供のころの成長痛は多くの人が経験する下肢の痛みで、夜寝るころになると太ももやふくらはぎや膝がうずいたり痛くなったりする。子供は昼間には何ともなく元気に走り回っているが、夜になると脚を痛がって泣いたりするので親は脚をさすってやったり、冷やしたり、痛み止めを飲ませたりする。一過性で、成長とともに症状はなくなるので成長痛は大きな問題にはされてこなかった。ところが、むずむず脚の子供の中には成長痛と同じ痛みを訴えるケースのあることが明らかとなってきた。成長痛もむずむず脚も症状は下肢に現れ、昼間は軽く夕方から夜間に増強する日内変動がある。Nさんのように、むずむず脚症候群の自覚症状がむずむずではなく痛みである患者はむずむず脚症候群全体の約一〇%と決して珍しいことではない。成長痛がむずむず脚と異なる点は、脚を動かせばむずむず脚の痛みは治まるが、成長痛の痛みは治まらないところである。

子供が夜に脚が痛いと言い出したときは、多くの親たちは自分の経験からそれは成長痛だから心配ないよと子供を慰めていることだろう。しかし、なかにはむずむず脚のこともあるので注意してみてゆく必要がある。

参考文献

Picchietti D, Allen RP, Walters AS, et al.: Restless legs syndrome: prevalence and impact in childeren and adolescents- the Peds REST study. Pediatrics 120: 253-266, 2007

Cortese S, Konofal E, Lecendreux M, et al.: Restless legs syndrome and attention-deficit/hyperactivity disorder: a review of the literature. Sleep 28: 1007-1013, 2005

10　妊娠中のむずむず脚

「先生、むずむず脚って妊娠中に出てくるアレのことですよね」。隣で看護記録を書いていたナースからそう話しかけられた。私が週一回透析病院へ出張してRLSの診療を行っていたときのことである。彼女は透析患者が苦痛を訴える脚の症状に対して、よその病院から神経内科の医者が出張にきて、これはむずむず脚だとか、これは違うなどと言っているので、自分も妊娠中に同じ症状を経験したけれどそれほど深刻なものだったのか疑問に思って尋ねてきたのである。このナースのように妊娠中、特に妊娠末期にむずむず脚を経験する女性は決して少なくない。欧米の疫学調査では妊娠出産を終えた女性の二六～三〇％がむずむず脚を経験したと答えている。我が国の調査でも一六五二八名の妊婦のうち二〇％が妊娠中にむずむず脚を経験したと答えており、母親の間ではむずむず脚は珍しい症状ではない。

妊娠末期にはお腹が大きく重くなるだけでなく、脚がむくんだり、しびれたり、坐骨神経痛が出たり、下半身がうっ血して痔になりやすく、膀胱が圧迫されるので尿が近くなり、とにかく下半身にいろいろとトラブルが重なってくる。さらに出産の準備や仕事を持っている場合は仕事の引き継ぎ、初産の場合は出産そのものへの不安もあり、精神的ストレスが増えてくる。夜ベッドで横になると、赤ちゃんが横隔膜を押し上げるので呼吸がしづらくなり、胃が圧迫されてゲップが出る。気道が狭くなりイビキが大きくなったり、睡眠時無呼吸が現れたりする。夜中に突然赤ちゃんが動き出す。あれやこれやでなかなか安眠できない。ここにむずむず脚が加わってくると、頭は眠いけれども脚はじっとしていられず、気持ちがイライラしてまったく眠れなくなる。ただし、多くの妊婦にとってむずむず脚は妊娠末期にやってくる多くのストレスの一つに過ぎない。出産が終わればそれらの症状は一気になくなり、産褥期の緩やかな回復感と子育てに向かう新たな緊張とストレスの中で妊娠末期のむずむず脚の苦痛自体も忘れ去られてしまう。すなわち、大部分の妊娠むずむず脚は妊娠末期から産褥期に次々と襲ってくる一連の身体的心理的変化の嵐の中に紛れてしまい、これまで重大な医学的問題として浮かび上がってこなかったのである。

ところが、一部の女性にとっては妊娠むずむず脚が妊娠早期から妊娠中を通してもっとも深刻な問題になることもわかってきた。むずむず脚の程度が激しい場合にはとにかく脚を動かしていたいけれども、体が重いのですっと起きて歩き回るわけにはいかない。自分で何とか症状を治めるまでに時間がかかるのでその間イライラする。夜になると症状は余計にひどくなる。家族はすやすや眠っているが自分だけは脚がイライラして夜明けまで眠れない。妊娠週数が進むとむずむず脚はさらに強くなり、夜はまったく眠れなくなる。

一方で妊娠末期となると周囲は祝福モード一色となってくる。お腹が膨らんだ姿に喜ばれ期待され、羨望の眼差しを向けられることもある。そりゃ脚がむずむずしたり、寝つきにくいこともあるだろうけど、お産の痛みに比べれば大したことないわよとか、赤ちゃんが生まれたら一時間ごとにミルクなりオムツ交換なりをしなければならないから今はまだ眠れるほうよとか、重症のむずむず脚を経験したことのない人にはまったく理解してもらえない。かく言う男の私もお産の

88002-842 JCOPY

である。

痛みはわからないので下手なことを書くと、いや、何を書いても女性から一斉に非難されそうである。

この重症むずむず脚による苦痛と、そのせいで眠れなくなる苦痛、さらに家族や周囲の無理解による苦痛が重なって最後は感情が爆発しそうになる。むずむず脚は妊娠したことから始まったので妊娠を早く終わりたいと考えるようになる。もう中絶したいと言い出す場合もあり、夫が慌てて奥さんを連れてクリニックへ受診にくることもある。そんなときは、奥さんのお話を御主人と私とで一所懸命聞いて、聞いて、聞いて、また聞いて、慰めて励まして、非薬物療法を教えて対応する。それで患者が納得するわけではないが、基本的に妊娠中の薬物治療は行わない。薬剤の胎児への悪影響を否定できないからである。

妊娠むずむず脚は妊娠週数が進むにつれて発現頻度も症状の強さも増し、妊娠七～八カ月で症状はピークとなり、最後の一カ月は症状が少し軽くなる。そして重症むずむず脚でも出産を終えるとその直後からむずむず脚はなくなってしまう。妊娠むずむず脚がこのような経過をたどるのは赤ちゃんの成長に合わせて鉄分が奪われて母親の脳の鉄分が不足するからである。赤ちゃんは成長のためにすべての細胞が大量の酸素を必要とする。酸素を体中の細胞へ運搬しているのは赤血球で、その中のヘモグロビンという蛋白質に酸素を結合させて運んでゆく。赤ちゃんの体で作られるヘモグロビンは胎児ヘモグロビンといって大人のヘモグロビンよりも酸素と結合する力が強い。母親が呼吸で取り込んだ酸素は胎盤へ送られてそこで優先的に胎児ヘモグロビンと結合する。ヘモグロビンが安定した構造を作るには鉄が必要なため、鉄も大量に胎盤から赤ちゃんの体へ流れてゆくことになる。この鉄の流れは絶え間なく続くため母親の体内に蓄えられていた貯蔵鉄は急速に枯渇してゆき、妊娠中期に母親は深刻な鉄欠乏を引き起こしてくる。この過程は非常に早く進むので、妊娠前から貯蔵鉄が少ない母親では内服の鉄剤だけでこれを補うことは不可能であろう。母親の体内では少なくなった鉄の使い道として骨髄における赤血球新生を優先させるために、脳を含む骨髄以外の臓器へは鉄を送れなくなってくる。その結果、脳の鉄が不足してドパミン産生が増加し、ドパミン受容体の数が減少し、妊娠が進んだころにむずむず脚が起きることになる。出産の数週間前になると、赤ちゃんの鉄の需要は少し落ちてくる。赤ちゃんのヘモグロビンは胎児型から大人型に切り替わってゆき、体中の細胞も鉄をそれほど取り込まなくなってくる。そして出産により鉄を必要とした赤ちゃんが体外へ出てゆくので、一気に鉄の需要から解放されるのである。妊娠むずむず脚がある人もない人も、妊娠を計画するのなら、あらかじめ体内に十分な鉄を蓄えておくことが大事なのだ。

妊娠むずむず脚のメカニズムを赤ちゃんに鉄分が奪われて脳の鉄が欠乏するからと説明したが、話は妊娠出産のときだけでは終わらない。一度妊娠むずむず脚を経験した女性は、将来慢性の特発性RLSになりやすいことがわかってきた。出産を経験した女性を長期間追跡した調査の結果、妊娠中にむずむず脚を経験した女性ではそうでなかった女性と比べて平均七年間で四倍も慢性の特発性RLSを発病していたことがわかった。またドイツで行われた住民調査によりRLSを持つ人の割合は男女ともに年齢が高いほど多くなり、女性では出産した子供の数が多いほど高くなることが示された。一方、一人も出産していない女性ではすべての年齢においてRLSを持つ人の割合が男性と変わらなかった。これらの事実は、男性よりも女性にＲＬＳが多いのは性が問題なのではなくて、女性が妊娠して出産するからＲＬＳが多くなることを示唆している。

このように見てくると「妊娠中に出てくるアレのことですよね」と尋ねられて「そうだよ、結構身近にあるんだよ」で終わっていてはいけない。妊娠中に鉄不足に陥っていたことを説明して、今後は妊娠前から十分に鉄分を摂取して妊娠中の貯蔵鉄が維持されるよう指導するべきなのである。

参考文献

Garcia-Borreguero D, Egatz R, Winkelmann J, et al.: Epidemiology of restless legs syndrome: the current status. Sleep Medicine Reviews 10: 153-167, 2006

Suzuki K, Ohida T, Sone T, et al.: The prevalence of restless legs syndrome among pregnant women in Japan and the relationship between restless legs syndrome and sleep problems. Sleep 26: 673-677, 2003

Pantaleo NP, Hening WA, Allen RP, et al.: Pregnancy accounts for most of the gender difference in prevalence of familial RLS. Sleep Medicine 11: 310-313, 2010

Manconi M, Ulfberg J, Berger K, et al.: When gender matters: restless legs syndrome. Report of the "RLS and woman" workshop endorsed by the European RLS Study Group. Sleep Medicine Reviews 16: 297-307, 2012

11　透析患者のむずむず脚

「透析中でも脚がイライラッとしてきて、何ともならんのです」と透析ベッドの上で脚を叩きながら、イライラしながら話すOさんは透析歴一五年の六七歳男性である。透析とは、腎臓病が悪化して腎臓が機能しなくなったときに、腎臓の代わりに人工の濾過膜を使って血液中の老廃物を体外へ排泄する治療法である。一般に行われている血液透析では、患者は透析装置に付属する椅子に座るかベッドに寝て、利き手でないほうの腕を肘掛に置き、二本の注射針を腕の血管に刺す。一本の針は脱血用で抜かれた血液は透析装置へ送られる。送られた血液は透析装置で濾過されて老廃物が取り除かれた綺麗な血液となり、もう一本の送血用の針から血管内へ戻される。一分間に二〇〇ミリリットルの速度で血液が脱血され、濾過されて戻される。一回の血液透析は四時間かけて行うので、延べ四八リットルの血液が濾過されることになる。これを週三回、盆も正月も関係なく、月・水・金か火・木・土のスケジュールで繰り返すのが血液透析療法である。

透析患者は透析療法を受けるため生涯にわたり時間と場所を拘束されるので、身体的な負担だけでなく大きな精神的ストレスも抱えている。長年にわたり透析療法を受けている患者に認められる透析合併症として以前からイライラ症候群というのが知られていた。そして、これはいわゆる「透析生活」からくる精神ストレスが原因の情緒障害と考えられてきた。しかし最近になってこれがRLSだったことがわかってきた。これは何も我が国だけの話ではない。欧米でもRLS

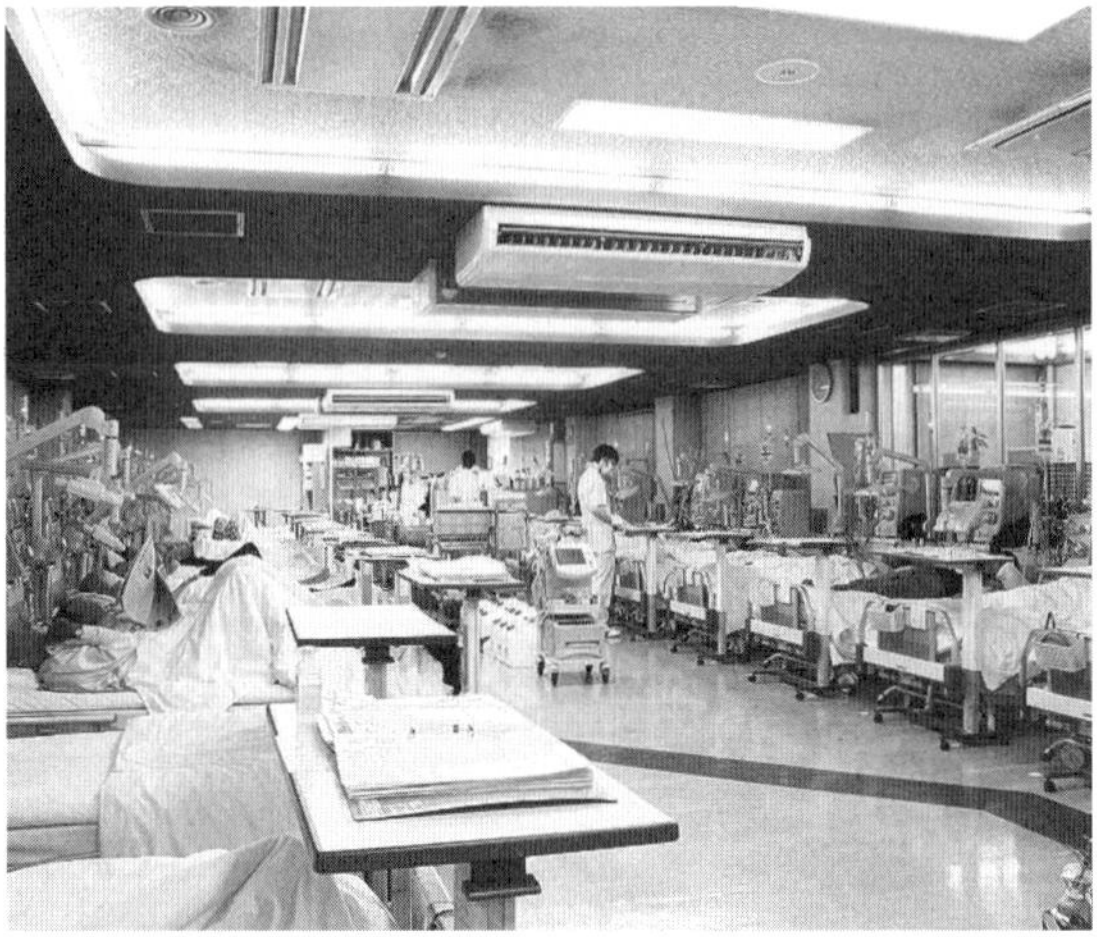

日本全国で30万人以上が透析療法を受けている。そのうち約2割がむずむず脚を感じている。
(写真提供　澤田病院)

が広く知られていなかったころ、透析療法中にじっとしておれない患者がいることは透析専門医には知られていたが、それがRLSとは認識されていなかったのだ。国際RLS研究グループ診断基準を使った疫学調査によりRLSは透析患者の七〜三三%に認められることがわかってきた。ところで、透析療法を始めてからRLSを発病した患者は腎移植を受けるとRLSから回復する。この事実を初めて論文報告したのは日本人医師である。腎機能が障害されて透析療法を始めるとRLSが現れ、腎移植を受けて透析が必要なくなるとRLSはなくなる。移植した腎臓が何年か後に機能しなくなり、再度透析を始めるとRLSも再び現れる。すなわち、腎臓の機能が障害されて腎不全の状態になるとRLSが発病することがわかってきた。腎不全でRLSが発病するメカニズムはまだ明らかにされていないが、腎不全で鉄が欠乏しやすくなることと関連するといわれている。また、透析療法をしても回復しないことから透析では除去できない大きな分子が蓄積することが原因ではないかとも考えられている。

一般に、透析患者のRLSは特発性RLSと比べると、生活の支障になることが多いようである。透析患者は週三回血液透析を受けるときベッドに座って片腕を固定されて四時間じっとしていなければならない。定期的に長時間にわたり脚をじっとしていなければならない生活なのでRLSが顕在化しやすいのだろう。RLSとは別に、透析患者では睡眠中の周期性四肢運動が発現する割合も高く、透析患者の七〇％に睡眠中の周期性四肢運動が認められる。睡眠中の周期性四肢運動はそれ自体が熟睡を妨げる原因となる。したがって、透析患者にRLSが発病するとRLSの自覚症状に加えて睡眠中の周期性四肢運動が現れることでさらに不眠症が重症化するのである。もっと問題になっているのは、RLS自体が透析療法を妨げることだ。RLSのある透析患者では一回四時間の透析セッションが完了する前にRLSのせいでそれ以上透析ベッドの上でじっとしておれなくなり透析療法を中断することがある。結局毎回、血液の濾過が不完全となってしまい、結果的に老廃物が完全には除去できず、全身状態が徐々に悪化していってしまう。RLSのある透析患者はRLSのない透析患者と比べて年間の死亡率が高くなるという報告もある。

透析療法中に発現するRLSに対しては、透析療法の時刻や種類をRLSの症状が小さくなるように個々の患者で調整することも必要である。たとえば夕方の透析で高度なむずむず脚を訴える患者では透析を午前中に変更すれば症状が緩和されて、最後まで予定した透析療法を完了できるかもしれない。また透析中に読書や日記、書類の仕事など活発な精神活動を行うのもよい。座ったまま行える足踏み器や小型の自転車エルゴメータを持ち込んで透析中にむずむずが出てきたら足の運動を行ってもよい。薬物治療が必要なときは、レボドパを症状が出てから頓服するか、ロピニロールを透析前に服用するのが望ましい。透析療法中に現れるＲＬＳに対しては、それが透析療法の妨げになるようなら適切な治療が必要であろう。

一方、透析療法中以外の状況で発現するＲＬＳについては、すべての患者に治療が必要なわけではない。しかし、ＲＬＳのせいで深刻な不眠症に陥ったり、苦痛を伴って生活に支障が出ている場合には、重症度に応じた適切な治療を提供するべきである。治療法は一般のＲＬＳ患者の場合と同じであり、非薬物療法で不十分なときには薬物治療を行う。透析患者のＲＬＳにおいても第一選択薬はドパミン系薬剤である。

参考文献

Yasuda T, Nishimura A, Katsuki Y, et al.: Restless legs syndrome treated successfully by kidney transplantation-a case report. Clinical Transplants 1986: 138, 1986
Kume A, Sato H, Nonomura H, et al.: An intradialysis diagnostic test for restless legs syndrome: a pilot study. American Journal of Kidney Diseases 54: 318-326, 2009
久米明人、佐藤英磨「レストレスレッグス症候群治療薬」Modern Physician 三二巻、四八七—四九一ページ、二〇一二

第3章　薬の使い方

1　薬物治療

すべての患者に薬物治療が必要なわけではない。生活習慣の改善や体操、マッサージなどの非薬物療法で効果が不十分なときには薬物治療を考える。ＲＬＳの治療薬は医師の処方せんが必要な医薬品であり、薬物治療を行うためには診療を受ける手間と時間と医療費がかかるし、薬には副作用もある。薬物治療は、ＲＬＳの重症度とＲＬＳによる仕事や生活への影響を考慮して、治療薬による効果やメリットが手間や副作用などのデメリットを上回ると判断したときに開始するのがよい。

ドパミン系薬剤（ドパミン製剤）

レボドパ

ドパミンの前駆体であり、脳に入って神経細胞の中でドパミンに変換されドパミン受容体に結合することで作用を発揮する。経口投与されたレボドパは腸から吸収されて血液中に入るが、そこから脳へ入る前に血液中で脱炭酸酵素により分解されてしまうので、それを防ぐために脱炭酸酵素阻害薬（カルビドパ、ベンセラジド）と一緒になった合剤（商品名メネシット錠、マドパー錠など）が作られている。

レボドパの特徴は効果の発現が早いことである。RLSの症状が出たときでも、胃の中が空っぽの状態で服用すれば飲んでから一五分くらいで薬が効いてくる。また薬の切れ味も良く、レボドパ一〇〇ミリグラムの一錠で十分に強力な効果がある。一方、レボドパの欠点は三〜四時間で効果が切れてくるので、寝る前に服用しても夜中に効果がなくなりRLS症状がぶり返して目が覚めてしまうことだ。さらに、レボドパ治療には薬が切れたときに普段以上に症状が強く感じるリバウンド現象や、毎日長期間使用しているとRLS症状がひどくなるオーグメンテーションという副作用が高頻度に認められる。特に二〇〇ミリグラム以上のレボドパを毎日使っていると容易にオーグメンテーションが現れることがわかっている。ただし、低用量のレボドパを症状の出たときだけに用いる頓服薬として使うだけならオーグメンテーションは出てこない。レボドパは即効性があり、体内から早く消失するので、間歇型RLSで症状が出たときに使用する、いわゆる頓服治療として優れた薬である。

ドパミンアゴニスト

化学的にドパミン類似の化合物で、ドパミン受容体へ直接作用する薬剤である。レボドパ治療と比べるとドパミンアゴニスト治療ではオーグメンテーションとリバウンド現象は起こりにくく、たとえ起きても軽度である。しかしドパミンアゴニストは間歇型RLSの夜間の症状の治療薬としてはあまり適していない。なぜなら即効性のレボドパとは異なりドパミンアゴニストは効果が現れるまでに一〜二時間を必要とするからである。もしベッドで症状が出てからドパミンアゴニストを服用したとしたら、結局は薬の効果が現れてくるまで一～二時間はベッドから出て歩き回らなければならないだろう。一方、映画を見に行くときや職場で会議に参加するときなど日中にRLS症状の誘発されることが予測できる状況に対しては予定の一～二時間前にあらかじめドパミンアゴニストを服用する方法が一番良いだろう。また、持続性RLSの患者に対してはドパミンアゴニストが第一選択になる。毎日症状の発現が予測される時刻の三〇分～三時間前に服用すれば、症状の現れる時間にはドパミンアゴニストが効いてくる。ドパミンアゴニストが効き始めるまでの時間は患者ごとにさまざまなので、自分にもっとも適切な服用時刻を見つけて前もって服薬するのがよい。ドパミンアゴニストはレボドパと比べると作用時間が長いので夜寝る前に一回服用すれば朝まで十分に症状を抑えることができる。

　ドパミンアゴニストは化学構造から麦角系と非麦角系の二種類に分類されている。麦角系ドパミンアゴニストとは、小麦やライ麦に寄生する麦角菌により産生される麦角アルカロイドに由来する薬である。麦角アルカロイド由来のドパミンアゴニストは良く効く薬であるが、まれに「線維性変化」と呼ばれる正常組織が過剰な瘢痕を形成してゆく重篤な副作用が現れる。肺と心臓と腹腔を包む膜組織や肺組織や心臓弁に線維性変化が現れると、咳や心雑音などの症状が出ることがある。麦角系ドパミンアゴニストを使う患者は治療開始前と治療中は定期的に心エコー検査を受けて、特に心臓弁が傷害されていないか観察してゆく必要がある。麦角系ドパミンアゴニストによる治療は非麦角系のドパミンアゴニストが使えない場合に限って使うようにして、通常は非麦角系ドパミンアゴニストから治療を開始するのがよい。頻度の高い副作用はすべてのドパミンアゴニストで共通しており、嘔気、低血圧、めまい、頭痛、鼻閉、幻覚、疲労などが認められる。ほとんどの副作用は治療初期の一～二週間に現れて、徐々に消失して完全に回復する。

以下に我が国で使われているドパミンアゴニストを紹介する。

◎プラミペキソール（商品名ビ・シフロール、以下同じ）

非麦角系のドパミンアゴニストで二〇一〇年に我が国で最初にRLSの適応症を取得した医薬品である。持続性RLSの症状に対して有効で長期間使用しても効果の持続することが確認されている。プラミペキソールには服薬してから効果が現れるまでに三〇分～三時間くらいのタイムラグがある。このタイムラグは患者ごとに異なるが、個人では一定なので、いったん自分のタイムラグがわかれば症状が予測される時刻までに効果が現れるよう前もってプラミペキソールを服用するのがよい。もしRLS症状がすでに始まってしまったのならプラミペキソールを飲んでも簡単には症状は治まらない。長時間のクルマによる移動や会議の間に症状が出て困らないようにするには、たとえば携帯電話やスマートフォンのアラームを自分の服薬時刻にセットしておくとよいだろう。また薬のストックを用意して、クルマの中やオフィスの机などに小分けにして備えておくと、症状が出たときや飲み忘れたときにすぐに対処できる。

プラミペキソールを持続性RLSに対して使うときは最小用量の〇・一二五ミリグラム錠を一日一回就寝二～三時間前の服用から開始する。高齢者や薬に過敏な人には〇・一二五ミリグラム錠をさらに半分に割って（錠剤が小さくて手で上手く割れないのでナイフやハサミで切るのがよい）治療を開始することもある。必要ならばRLS症状が完全になくなるまで三～五日ごとに〇・一二五ミリグラムずつ増量してもよい。持続性ＲＬＳの患者では日中にも症状の出ることが多く、就寝前のほかに日中に一錠追加して服用する患者もよく見られる。ほとんどの患者は一日〇・五ミリグラム以下で症状を治められるが、なかにはそれ以上必要なケースもある。ただし一日〇・七五ミリグラムを超えないこと。ほとんどの患者はプラミペキソールの効果が六～八時間持続することを実感している。ただし、この効果の持続時間にも個人差があり、夜飲んだら翌日の夕方まで効いていると話す患者もいれば六時間で効果が切れるので朝に追加服薬している患者もいる。

副作用は治療初期に嘔気がしばしば認められる。嘔気は薬を食物と一緒に服用することである程度抑えることができる。また薬に慣れてくると嘔気は次第に感じなくなってくる。ほかにはすでに述べたように、低血圧、めまい、頭痛、鼻閉、幻覚、疲労などの副作用が認められるが、一過性だったり休薬により回復する。まれにクルマの運転中や仕事中に突然強い眠気に襲われる突発性睡眠と呼ばれる現象やギャンブルへ過剰に熱中したり性欲が過剰に亢進して普段とは違う行動をとるドパミン調節異常症候群と呼ばれる現象が副作用として報告されている。また長期間の使用で二〇～三〇％にオーグメンテーションが見られ、そのときにはプラミペキソールの減量や休薬が必要である。

◎ロピニロール（レキップ）

非麦角系ドパミンアゴニストで世界初の特発性ＲＬＳ治療薬として二〇〇五年にアメリカで承認を受けて以来、海外でＲＬＳの治療に広く使われてきた薬である。残念ながら日本人患者における十分なデータはなく、我が国では健康保険の適用にはならない。開始用量は〇・二五ミリグラムで就寝一～三時間前に服用し、必要に応じて三～五日ごとに〇・二五ミリグラムずつ増量する。大部分の患者は二ミリグラム以下で症状が治まっている。副作用はプラミペキソールとおおむね同じである。

◎ペルゴリド（ペルマックス）

麦角系ドパミンアゴニストで海外では臨床試験によりRLSに対する効果が確認されている。開始用量は〇・〇五ミリグラムで就寝一～三時間前に服用し、必要に応じて三～五日ごとに〇・〇五ミリグラムずつ〇・二五～〇・五ミリグラムまで増量する。ペルゴリドは長期間の使用で心臓弁や肺に線維性変化のリスクが生じるので、非麦角系ドパミンアゴニストが使用できない場合に用いられる。

◎カベルゴリン（カバサール）

麦角系ドパミンアゴニストで六五時間の長い血中半減期が特徴である。作用時間が長いので間歇性RLSには使うべきではない。一方、持続性RLSの患者で作用時間の短いドパミンアゴニストを一日二～三回服用しているケースではカベルゴリンを使えば一日一回の服用ですむことになる。開始用量は〇・二五～〇・五ミリグラムを夕方服用し、必要に応じて二週間ごとに一・五ミリグラムまで増量する。

◎ロチゴチン（ニュープロパッチ）

二〇一三年に特発性RLS治療薬として、我が国でも発売予定の非麦角系ドパミンアゴニストの貼り薬である。二・二センチメートル四方の小さなテープを一枚から三枚、肩や胸に貼ると皮膚から薬が吸収されて脳や脊髄へ作用する。貼り薬にしたことで、ドパミン製剤の内服で問題となる嘔気や嘔吐などの消化器系の副作用が減り、二四時間貼ることでドパミン受容体刺激の変動を最小限にするユニークな特徴がある。

非ドパミン系薬剤

◎ガバペンチン（ガバペン）

抗てんかん薬はてんかんの治療だけでなく、神経痛の治療薬として、また双極性障害の感情調整薬として広く使用されているが、RLSの治療薬としてもしばしば利用されてきた。なかでもRLSに対する効果をもっともよく研究されてきたのがガバペンチンだ。

ガバペンチンは神経細胞の膜にある電位依存性カルシウム・チャンネルに結合してカルシウムが細胞の中に流入するのを妨げて神経細胞の興奮を鎮める作用を持っている。ガバペンチンの開始用量は一〇〇ミリグラムで就寝一～二時間前に服用し、必要に応じて数日ごとに一〇〇ミリグラムずつ症状が治まるまで増量する。いくつかの臨床試験で効果の得られるガバペンチンの用量は一五〇〇ミリグラム程度と報告されているが、実際には多くの患者がもっと低い用量から効果を実感している。ガバペンチンの血中半減期は五～七時間なので効果の感じられる時間は八時間前後となる。ガバペンチンでもっとも多くもっとも問題となる副作用は鎮静作用による眠気とめまいで、この副作用のために日中のRLS症状に対しては使用が制限されてくる。一方、就寝前に使う場合には鎮静作用が睡眠を促進するので副作用がむしろ有利に働くことがある。もともと不眠症のある患者には鎮静作用はおまけの効果になる。ただし、鎮静作用が翌朝まで持ち越して午前中いっぱい眠気が強い場合もあるので要注意だ。

ガバペンチンによるＲＬＳの治療にはドパミン製剤にはないいくつかのユニークな特徴がある。ＲＬＳ患者の中には、決して多くはないが、ＲＬＳの自覚症状を痛みとして訴える患者がいる。また、高齢のＲＬＳ患者には末梢神経障害やそのほかのさまざまな身体の障害があり、下肢の痛みを合併していることが多い。これらの痛みを訴える患者には神経痛にも効果を発揮するガバペンチンが治療薬の第一選択肢にあがってくる。治療アルゴリズムに従えばドパミンアゴニストで効果の得られないような治療抵抗性ＲＬＳに対してもガバペンチンが選択肢となる。ただし、初めからドパミンアゴニストが効かないような患者はＲＬＳが重症であることが多く、ガバペンチンを使う際に副作用が問題となる。すなわち高用量のガバペンチンが必要となるので鎮静作用も強く出てしまい、結局はガバペンチンの使用が制限されることになる。このような限界があるが、低用量のガバペンチンは軽症ＲＬＳには有用であり、あとで述べるオピオイド系薬剤の低用量とガバペンチンの低用量を併用で使えば、それぞれの副作用を抑えられて潜在的なオピオイドへの依存性も低くすることができるという上手なガバペンチンの使い方もある。

◎ガバペンチン・エナカルビル（レグナイト）

ガバペンチンは有用な薬であるが、血中半減期が比較的短く効果が長時間持続しないことや消化管から体内へ吸収される効率が悪く、かつ個人個人で吸収率のバラつきが大きいことが内服薬としての欠点であった。この欠点を改善するために、消化管から吸収されやすくなるような化学物質をくっつけてプロドラッグ化したものがガバペンチン・エナカルビルだ。プロドラッグとは体内で分解されて初めて薬として作用する薬剤のことで、副作用を減らし効果時間を伸ばすことを目的として作られる。同じように内服してもガバペンチン・エナカルビルのほうが二倍体内へ移行しやすく、またプロドラッグなので血中の滞在時間は長くなり、結果的にガバペンチンより少ない用量で長時間作用する薬に仕上がった。そして、ガバペンチン・エナカルビルの臨床効果を最初に確認できた疾患がRLSであった。用法用量は六〇〇ミリグラムを一日一回夕食後に服用する。我が国では二〇一二年一月に特発性RLSの治療薬として認可された。

◎クロナゼパム（リボトリール、ランドセン）

ベンゾジアゼピン系薬剤の中でRLSに対してもっとも初期からもっともよく使われてきたのがクロナゼパムだ。臨床研究でも多く使用され、多くの教科書でRLSの治療薬として推奨されている薬である。クロナゼパムは決してRLS症状を緩和させるわけではないが、症状が続いていたとしてもクロナゼパムの強力な催眠作用により患者が十分な睡眠をとれるようにしてくれる。いったん眠ってしまえば、途中で目が覚めない限りRLSは大きな問題にはならない。これまでの研究でベンゾジアゼピン系薬剤は睡眠中の周期性四肢運動を改善しないが、周期性四肢運動により途中で目が覚める回数を減少させて、RLS患者の睡眠の質を改善させることがわかっている。クロナゼパムは特に不眠症が主症状のRLS患者に有用で、用量は一日〇・五〜二ミリグラムを用いる。クロナゼパムはRLS患者へ速やかに深い睡眠をもたらしてくれるが、血中半減期の長いことは時にやっかいだ。クロナゼパムの血中半減期は三〇~四〇時間であり、翌日になっても薬の作用が残っていて日中の眠気や集中力の低下を引き起こすことがある。そのほかの副作用にはベンゾジアゼピン系薬剤に共通して倦怠感、ふらつき、呼吸抑制などがあり、潜在的な薬物依存のリスクもある。

◎トラマドール(トラマール、トラムセット)

いわゆる痛み止め、鎮痛薬である。オピオイド系薬剤に分類されるが構造的にはオピオイドではない。三つあるオピオイド受容体のうちμ受容体(残りはδ受容体とκ受容体)に弱く結合するのでオピオイド系とされるが、μ受容体への結合の強さはモルヒネの六〇〇〇分の一に過ぎない。痛み止めとしてトラマドールを使用するときは五〇~一〇〇ミリグラムを六時間ごとに服用する。RLSに対しては五〇ミリグラムの半錠か一錠から開始して必要に応じて一〇〇ミリグラムまで増量する。RLS症状にも四~六時間の効果がある。副作用としては嘔気、めまい、眠気、倦怠感、便秘が認められる。

オピオイド系と聞かされて依存症を心配する人が多いが、他のオピオイド系薬剤とは異なりトラマドールの依存症になることはまれである。しかし他のオピオイド系薬剤に依存症の経歴のある患者には使用するべきではない。トラマドールはてんかん発作を出しやすくするのでてんかんのある患者には使えない。トラマドールは間歇性RLSで症状が出たときに使う治療薬として適している。また、ドパミンアゴニストで効果が得られなかった治療抵抗性RLSに対しても有用である。我が国で使える製剤は日本新薬のトラマールカプセル二五ミリグラム・五〇ミリグラムとヤンセンファーマのトラムセット錠がある。ただしトラマールカプセルは今のところ適応症ががんの疼痛と手術後の疼痛に限られているのでＲＬＳ患者には健康保険を適用できない。一方トラムセット錠は非がん性の慢性疼痛が適応症なので、ＲＬＳ症状を慢性疼痛とみなせるケースでは健康保険の適用範囲になるだろう。トラムセット錠は二種類の鎮痛薬からなる合剤、すなわちトラマドール三七・五ミリグラムとアセトアミノフェン三二五ミリグラムを混ぜ合わせて作った錠剤で、どちらの鎮痛薬も一般の痛みに対しては良く効くが、ＲＬＳ症状に対して効果があるのはトラマドールのほうだけである。

参考文献

Trenkwalder C, Hening WA, Montagna P, et al.: Treatment of restless legs syndrome: an evidence-based review and implications for clinical practice. Movement Disorders 23: 2267-2302, 2008

García-Borreguero D, Ferini-Strambi L, Kohnen R, et al.: European guidelines of management of restless legs syndrome: report of a joint task force by the European Federation of Neurological Societies, the European Neurological Society and the European Sleep Research Society. European Journal of Neurology 19: 1385-1396, 2012

Tippmann-Peikert M, Park JG, Boeve BF, et al.: Pathologic gambling in patients with restless legs syndrome treated with dopaminergic agonists. Neurology 68: 301-303, 2007

2 オーグメンテーション

オーグメンテーションとはRLSの治療に伴ってRLSの症状が悪化することである。そして、これがRLSの薬物治療におけるもっとも多くてもっともやっかいな問題になっている。オーグメンテーションを日本語に直訳すると「増大」だが「症状促進現象」と訳されることもある。ほとんどすべてのオーグメンテーションがドパミン製剤の治療により引き起こされるが、トラマドール治療での報告もある。

オーグメンテーションのもっとも典型的な現象は、RLSの症状が治療前よりも早い時間帯に発現してくることだ。たとえば、寝るときだけにRLSの症状が出ていたのに、RLSの薬を飲むようになってからは寝る数時間前からRLSの症状が現れるようになる場合である。このほかにも、薬を飲む前よりも症状が強く出るようになったり、安静にしてから症状が発現してくるまでの時間が短くなったり、以前は脚だけだったのが腕や身体にも症状が出たり、薬の効きが最初よりも弱くなったり、効き始めるまでの時間が長くなったり、また薬が切れた時間帯に症状が強く出てきたりする。RLS治療薬の中でもっともオーグメンテーションを引き起こすのがレボドパだ。欧米の研究からレボドパ治療を毎日続けていると五〇～八〇％にオーグメンテーションが現れることがわかった。特に一日二〇〇ミリグラム以上のレボドパを継続すると容易に現れる。そこで現在では、持続性RLSに対してはレボドパを用いないように薦められている。ドパミンアゴニストの治療でもオーグメンテーションは出てくるが、レボドパと比べるとその頻度は少なく、症状の程度も軽い。それでも欧米の研究ではプラミペキソール治療の二〇～三〇％にオーグメンテーションが現れると報告されているので、ドパミンアゴニストを使うときにも注意が必要だ。

オーグメンテーションが出たときにどうするかはオーグメンテーションの程度によって決めることになる。たとえばPさんは、三八歳の男性会社員で夜間にRLSが出て寝つけなくなるので困っていたが、プラミペキソールの治療で夜間の症状が治まりよく眠れるようになった。しかし治療開始して三カ月したころから、昼食後の休憩時間に、これまでにはなかった脚のむずむずを少し感じるようになった。すぐに午後の仕事が始まるので、仕事に入ればまったく気にならなくなる。それ以外の時間帯にはむずむずは出てこない。夜は薬を飲んでいるので問題なく眠れている。Pさんが昼食後に感じる脚のむずむずはプラミペキソールの治療を始める前まではなかったものなので、これはプラミペキソールによるオーグメンテーションである。ただしその症状は軽く、仕事が始まれば気にならなくなる程度だ。仮に、今飲んでいるプラミペキソールを止めればオーグメンテーションは治まるだろう。しかし、今度は夜のRLS症状が再燃して不眠となりかえって問題が大きくなるに違いない。したがって、Pさんのオーグメンテーションは臨床的に問題のない程度なので、現行のプラミペキソール治療を継続するのがよいと判断した。Pさんは現時点では問題のないオーグメンテーションだが、今後は症状の変化を見逃さないように注意深く観察してゆく必要がある。

一方、Qさんは注意が必要なケースだ。Qさんは七〇歳の男性で二年前に病院でRLSと診断されて、その病院で治療を受けていた。最近、病気がどんどん進んできたと訴えて当院を受診した。話を聞くと、この一年間で急に病気が進行して、薬がまったく効かなくなり、むずむずが朝から出るようになり、脚だけでなく腕も身体も顔もむずむずしてくるようになった。プラミペキソールは最初〇・一二五ミリグラムだったが、病気が進むのに合わせて少しずつ増やしてもらい、今は一ミリグラム飲んでいるとのこと。これは問題となるオーグメンテーションの典型的なパターンである。多くの患者は、初めてドパミン製剤を飲んだときが一番良く効いたと感じている。薬を服用し続けて数カ月したころ、最初は薬が良く効いたが最近は効きが悪くなったと主治医に訴える。すると主治医は薬の維持用量が十分でないと判断して薬の用量を増量する。増量によりむずむずは一時的に治まるかもしれないが、再びもっとひどくなって発現してくるようになる。主治医はまだ薬の用量が足らないと考えてさらに薬を増量する。その結果、さらにむずむずが悪化してくる悪循環に陥ってしまう。薬を飲む前よりもむずむず症状が悪化するのなら薬を飲まないほうがましである。したがって、Qさんのような問題となるオーグメンテーションの場合は、患者によく説明していったん薬を止めてもとの状態に戻ってもらうことにした。数日から一週間でもとのレベルまで戻ったところで、改めて必要最低限の用量で治療を開始する。別のドパミンアゴニストに変更すると今度はうまくゆく場合もある。それでもダメなら非ドパミン系薬剤に変更する。

オーグメンテーションは薬の作用時間が短いほど起こりやすく、長いほど起こりにくいと考えられており、これまでは作用時間がもっとも長いドパミンアゴニストのカベルゴリンがもっともオーグメンテーションを起こしにくいといわれてきた。この点に関して、さらに興味深い報告が二〇一一年八月号のランセット神経内科学誌に発表された。貼り薬のドパミンアゴニスト、ロチゴチンを一日二四時間貼って最長五年間継続使用した欧州のRLS患者二九五人を調査したところ、問題となるオーグメンテーションの発現は一三%にとどまった。承認された用量の一〜三ミリグラムを守って治療を受けていた患者ではさらに少なく五%であった。これはレボドパ治療の八〇%という数字やプラミペキソールの二〇〜三〇%と比べて明らかに少ない数字である。ロチゴチンがほかのドパミン製剤治療と異なるところは、二四時間貼ることでドパミン受容体へ一日中一定の刺激を与えていることである。オーグメンテーションを出さないようにするには二四時間ドパミン受容体を刺激するのがよいのか？　二四時間貼り続けることのリスクとベネフィットは何なのか？　どのような患者でもっともメリットが得られるのか？　等々、ドパミンアゴニスト貼り薬の上手な使い方はこれから検討してゆくことになるだろう。

さて、オーグメンテーションのカラクリも次第に明らかになってきた。RLS患者では、脳が鉄不足になりドパミンが過剰に産生されて代償的にドパミン受容体が減少した状態となっている。夜間になりドパミン産生が低下するとドパミン受容体の数は相対的な不足となりドパミン神経伝達が低下する（91ページの**図2**）。そして発現するのがむずむず脚だ。夜間の不足分のドパミンを補えば問題は解決するので、少量のドパミン製剤を夜間に服用すれば劇的に症状が治まるのである。しかしここには落とし穴がある。ＲＬＳのドパミン製剤治療はもともとドパミンが過剰な患者へさらにドパミン系を刺激する薬を投与する治療である。燃え盛る火に油を注ぐ結果になることもある。それがオーグメンテーションなのだ。ドパミン製剤治療が何週間も続くとドパミン刺激が慢性的な過剰状態となる。そして、ドパミン受容体の代償的な減少はさらに進行してゆく。結果的にドパミンの相対的な不足がさらにひどくなって、ＲＬＳが出やすくなってしまうのがオーグメンテーションだ。

　オーグメンテーションを避けるには常に必要最小限の用量に薬物治療をとどめておくことと、症状が悪化したときにはまず初めにオーグメンテーションを疑って薬を減らすか休薬してみることである。それともう一つ、オーグメンテーションを出さないコツは、何でもかんでも百％の完治を目指さないこと。患者も医師も自覚症状が五〇％良くなれば、治療はまあ成功したと思うことだ。残りの五〇％の症状は人間が生きている証なのである。

参考文献

Allen RP, Earley CJ: Augmentation of the restless legs syndrome with carbidopa/levodopa. Sleep 19: 205-213, 1996

Winkelman JW, Johnston L: Augmentation and tolerance with long-term pramipexole treatment of restless legs syndrome（RLS）. Sleep Medicine 5: 9-14, 2004

Silver N, Allen RP, Senerth J, et al.: A 10-year, longitudinal assessment of dopamine agonists and methadone in the treatment of restless legs syndrome. Sleep Medicine 12: 440-444, 2011

García-Borreguero D, Allen RP, Kohnen R, et al.: Diagnostic standards for dopaminergic augmentation of restless legs syndrome: report from a World Association of Sleep Medicine-International Restless Legs Syndrome Study Group consensus conference at Max Plank Institute. Sleep Medicine 8: 520-530, 2007

Paulus W, Trenkwalder C: Less is more: pathophysiology of dopaminergic-therapy-related augmentation in restless legs syndrome. Lancet Neurology 5: 878-886, 2006

Oertel W, Trenkwalder C, Beneš H, et al.: Long-term safety and efficacy of rotigotine transdermal patch for moderate-to-severe idiopathic restless legs syndrome: a 5-year open-label extension study. Lancet Neurology 10: 710-720, 2011

3 プラミペキソール〇・一二五ミリグラム錠

六九歳のRさんは長年美容師として働き、現役を引退してからは同居の子供夫婦の家族たちの家事一切を引き受けている。とても活発で明るく、身体もすらりとして年齢より一〇歳くらい若く見える女性である。むずむず脚は若いころからあり、毎日寝る前に一定の脚の屈伸運動を行ってからでなければ脚が気になって寝つくことができなかった。いったん寝ついても、夜中には毎晩脚のむずむず感で目が覚める。そしてベッドから起き上がり、部屋を出て一階から二階までの階段を二往復してくると脚が落ち着くので再び床につく。これを一晩に一回か二回、四〇年間毎日繰り返してきた。

むずむず脚症候群の診断がついたのはわずか半年前である。テレビでむずむず脚症候群のことを知り、自分に当てはまるので病院を受診したところ、検査の結果、むずむず脚症候群と診断された。そして、医師からプラミペキソール〇・一二五ミリグラム錠一錠を寝る一時間前に服用するよう指示された。すると、その夜からむずむず脚は完全になくなり、朝までぐっすりと眠れるようになった。Rさんの身体に起きた変化は夜間だけではなかった。日中も頭がすっきりとして午後から眠くなることがなくなった。振り返ると、美容師として働いていたころ、毎朝寝不足で午前中はぼーとして仕事をしていた。あのときにこの薬があったらと考えると、私の人生の何十年間は何だったのだろうと思い、くやしいやら悲しいやらと、診察室で話しながら次第にRさんは涙ぐんできた。才気溢れるRさんのこと、きっと、睡眠不足で実力を発揮できなかった不甲斐なさを思い出したのだろう。

夜間のむずむず脚を鎮めるために、Rさんは夜も仕事や家事で活発に動き回る生活スタイルを続けてきた。慰めにもならないが、Rさんへは次のようにお話した。「むずむず脚を抑えるためにいろいろな工夫と努力をされてきたRさんのほうが、のんびりと夜の時間を過ごしてきた人たちよりも、かえって多くの仕事を成し遂げられたのかもしれませんよ。しかし、薬を使えば脚の自覚症状を抑えることはできるので、これからの人生はリラックスした夜も楽しんでください」。最後には、「はい、わかりました」とにっこり微笑んでRさんは帰られた。

さて、Rさんが働き盛りの三〇歳代や四〇歳代のころにプラミペキソールを持っていたらどうなったのだろう。「もしも」とか「…たら」「…れば」を考えても空しいだけであるが、もしもRさんがプラミペキソールを働き盛りのころに使っていたら、夜にぐっすり眠れただけでなく、仕事にはもっと集中できてより納得のゆく仕事ができたであろう。プライベートでも、家族や友人とリラックスした時間を多く持てたことであろう。美容師としてRさんはより質の高い仕事ができるようになり、もしかするとカリスマ美容師まで上り詰めたかもしれない。プラミペキソールがむずむず脚症候群治療薬として国から認可されたのはわずかに二年前で、プラミペキソールがパーキンソン病治療薬として我が国で発売されたのが八年前のことなので、現実にはRさんが現役美容師だった十年前以前にプラミペキソールを使うことは不可能だった。

Rさんがいくら悔しがっても現役時代にプラミペキソールを使うことは物理的に無理だったの

だが、現役看護師のSさんについては、最近プラミペキソールを使い始めたことにより仕事と生活が大きく変わりつつある。Sさんは看護学校を卒業後、数年間看護師として総合病院で働き、その後大学院へ進んで地域医療の修士を取得、二年前から再び病院へ戻ってきた。病院の勤務は三交代制であり、生活時間がどうしても不規則になってくる。病院で働き続けるためには、効率良く睡眠をとって体調管理をすることが不可欠である。さて、Sさんは若いころから夜になると脚をじっとしていられない自覚症状があったが、これまで何とかやり過ごしてきた。一年前にテレビでむずむず脚症候群の特集を観て、自分にあてはまると思い、専門クリニックを受診した。検査の結果、むずむず脚症候群と診断されてプラミペキソールが処方された。そして、一錠飲んだその夜から脚の自覚症状がなくなった。睡眠もぐっと深く眠れるようになり、日中は頭がはっきりするようになった。夜勤の後など、すぐに眠りたいのに脚がむずむずして寝つけないことがあったが、それもなくなった。Sさんは、「眠るべきときに眠れること、一定の時間ぐっすりと眠ることが、これほど仕事や生活に重要とは思わなかった」と話す。試しに薬を飲まずに寝てみたが、朝起きたときの感じが全然違った。飲まずに寝ると頭がすっきりしない。Sさんは、「仕事と生活をきちんと行っていくうえでこの薬は必要です」ときっぱり言われた。

Sさんにとって、プラミペキソールは単に脚の自覚症状を抑えるだけの薬ではない。これを飲むのと飲まないのとでは、仕事や生活の質が大きく変わってくるのである。その後Sさんは中堅の看護師として、また地域医療の専門家として病院のがん病棟で働いていたが、がん患者に対する包括的で専門的な在宅看護のエキスパートを目指して、現在は再び大学院博士課程で学ぶ日々を送っている。Sさんが睡眠不足にわずらわされることなく、その実力を社会で発揮して、仕事の面でもプライベートの面でも充実した人生を送られることを切に願うものである。

このように、RさんとSさんの生活を変えたものはむずむず脚症候群の診断とプラミペキソールの治療である。遠回しな言い方をすれば、RさんとSさんの生活を医学的に分析して健康上の問題点を明らかにし、医療技術による解決策を提供した結果、RさんとSさんの生活がより幸せなものとなったのである。すべての人は、幸せな人生を送るためにこの世を生きている。しかしながら、病気のある人が幸せな人生を送るためには、病気に対する適切なケアが与えられることが前提条件となる。「病気」というと、直接命にかかわったり、永続的な障害をもたらす重大な健康の問題をイメージするかもしれないが、今日いうところの病気とは、日常の生活に支障をもたらしたり、耐え難い苦痛を引き起こす健康上のすべての問題を指している。むずむず脚は、RさんとSさんにとって、何十年間も熟睡を妨げて昼間の仕事に悪影響を及ぼすやっかいな「病気」であった。それがたった一粒の小さな薬でどこかへ消え去ってしまい、ぐっすり眠れるようになり生活が一変した。

さて、アメリカと欧州ではプラミペキソールの添付文書の用法用量の項に服薬は〇・一二五ミリグラムから開始して必要なときには〇・一二五ミリグラムずつ増量することになっている。ところが、我が国では市販前の治験で〇・一二五ミリグラムによる維持治療の有効性と安全性が検討されなかったために、むずむず脚症候群に対しては一日〇・二五～〇・七五ミリグラムのプラミペキソールが必要と結論された。しかし、実際には〇・二五ミリグラムの半分の一日〇・一二五ミリグラムで十分に満足のゆく効果を享受しているＲさんやＳさんのような患者は数多い。○・一二五ミリグラムで十分に満足な効果が得られるのなら、添付文書に記載された維持用量へ合わせて、無理に○・二五ミリグラムへ増量する必要はない。

　プラミペキソール○・一二五ミリグラム錠は、もともとパーキンソン病患者を高用量プラミペキソール治療へ導入するために作られた剤型である。そして、パーキンソン病の治療では最初の数週間に使われるだけで、その後は永久に不必要な剤型なのだ。一方多くのＲＬＳ患者にとって、○・一二五ミリグラム錠は用量がぴったりのサイズだった。この小さな錠剤一粒で上手く症状を抑えている患者を見ると、○・一二五ミリグラム錠はＲＬＳのために作られた剤型のように思えてくる。本当によくこの剤型を用意しておいてくれましたと、天の配剤に感謝したい。

　ところで、現役時代にこの薬があったらと涙ぐんだ元美容師のＲさんであるが、通院を始めてこの二年間でますます若返ったように見える。秘訣を聞くと、毎週ゴルフ場に通っているとのこと。以前は一日プレーすると二日間ぼうっとして疲れが取れなかったが、今ではぐっすり眠れるので疲れも残らない、七○歳を過ぎてから九○を切るようになり、現在はハンディ一四で、ベストスコアは八二です、本当に薬をもらってよかったわ、とにっこり微笑んで話してくれた。こういうのもいいなあ。

参考文献

Boehringer Ingelheim International GmbH. Full prescribing information for Mirapex.

August 31, 2012（http://www.accessdata.fda.gov/scripts/cder/drugsatfda/index.cfm?fuseaction=Search.Label_ApprovalHistory#labelinfo）

Boehringer Ingelheim International GmbH. Product Information: Sifrol. September 29, 2011（http://www.ema.europa.eu/ema/index.jsp?curl=pages/medicines/human/medicines/000133/human_med_001049.jsp&mid=WC0b01ac058001d124）

独立行政法人医薬品医療機器総合機構『審査報告書』［販売名］ビ・シフロール錠〇・一二五ミリグラム、同錠〇・五ミリグラム、［一般名］プラミペキソール塩酸塩水和物、［申請者］日本ベーリンガーインゲルハイム株式会社、［申請年月日］平成一九年一二月二七日、平成二一年一〇月五日（http://www.info.pmda.go.jp/shinyaku/P201000005/530353000_21500AMY00154000_A100_3.pdf）

久米明人「特発性レストレスレッグス症候群に対するプラミペキソールの使用実態とリスク・ベネフィット」Frontiers in Parkinson Disease 五巻、一〇二―一〇六ページ、二〇一二

第4章　これから

1　むずむず脚は一生治らないのか？

「先生、お久しぶりです。本当にあれ以来、症状はほとんど治まってしまい…、まったくないわけではないのですが、少し動けばすむので気になるほどでもないし…、薬も、どうしようかな、せっかく来たからもらっていこうかな…、でもたぶん、大丈夫です、要りません」。そう話すのは六二歳女性のGさんで、今から三年前に一年間のRLS治療薬治験に参加した患者だ。新しいRLS治療薬の治験が始まったので、今回も参加が可能かどうか問い合わせたところ来院してくださった。そして、この二年間むずむず脚はすっかり良くなったことを話してくれた。

Gさんは三〇代の娘さんにも症状がある家族性のむずむず脚症状群である。やはり三〇代のころから夜になるとむずむず脚が出るようになり眠れなくなった。当時病院で自律神経失調症と診断されて精神安定剤を渡された。しかし脚の症状は一向に改善せず、一方で周囲からはストレスのせいだ、気にしすぎるせいだ、多少のことは我慢しなければいけない、精神的におかしいのではないか、などと言われて自分でも頭がおかしくなってしまい、心療内科へ通院するようになった。三年前に新聞に載ったむずむず脚症候群治療薬の治験広告を見て自分にすべて当てはまることを知った。東京に住む同じ症状を持つ娘に話したら、娘は睡眠クリニックを受診してむずむず脚症候群と診断された。そこでGさんも治験広告を頼って当院へやってきて、診察と検査の結果、初めてむずむず脚症候群と診断された。治験に参加することになり、治験薬を始めたその日から

Gさんのむずむず脚が消えた。すっかり元気になり、一年間の治験の後はむずむず脚もかかりつけ医で診てもらうことにした。しかし、治験以来Gさんのむずむず脚はほとんど治ってしまい、そのことで医師に相談することはなくなったのである。

Gさんのような患者は決して珍しくない。納得のゆく診断がついたことと治療法が確認できたことで不安が解消されて自覚症状が気にならなくなったためか、一定の期間治療薬で症状が抑えられたために神経系が安定して症状が現れなくなったのか、生活習慣が改善されて症状を悪化させる要因が減り脳の鉄分が増加したのか、あるいはむずむず脚の自然経過なのか、はっきりとした理由はわからない。しかし経験的に、約半数の患者は一年以内に薬物治療を必要としなくなる。さらに、薬をやめた患者の約三分の一は、一年くらいすると、ときどき悪化する時期があるのでそのときだけ薬を使いたいと言って再び薬を取りに来る。むずむず脚症候群の半数はきちんと診断をつけて一時的にでもしっかりと治療すれば問題にならないレベルまで治ってしまうのではないか、何となくこのような印象を持っていたら、それを科学的に裏づけてくれる研究結果が二〇一一年一〇月号のアメリカ国際睡眠医学会雑誌スリープ・メディスンに発表された。

雑誌の巻頭で編集者から「ＲＬＳ疫学研究の新世代」と紹介されたこの論文は、東京医科大学の井上雄一教授のグループが鳥取大学神経内科と共同で取り組んだ研究だ。ＮＨＫ「日本名峰ランキング」で、富士山、槍ヶ岳に次いで第三位にランクされた大山を擁し、風光明媚な人気観光地として知られる鳥取県大山町は、疫学研究でも有名な町である。井上教授たちは大山町の二〇歳以上の住民五五〇〇人を対象にＲＬＳに関する疫学調査を二〇〇五年と二〇〇七年の二回行っ

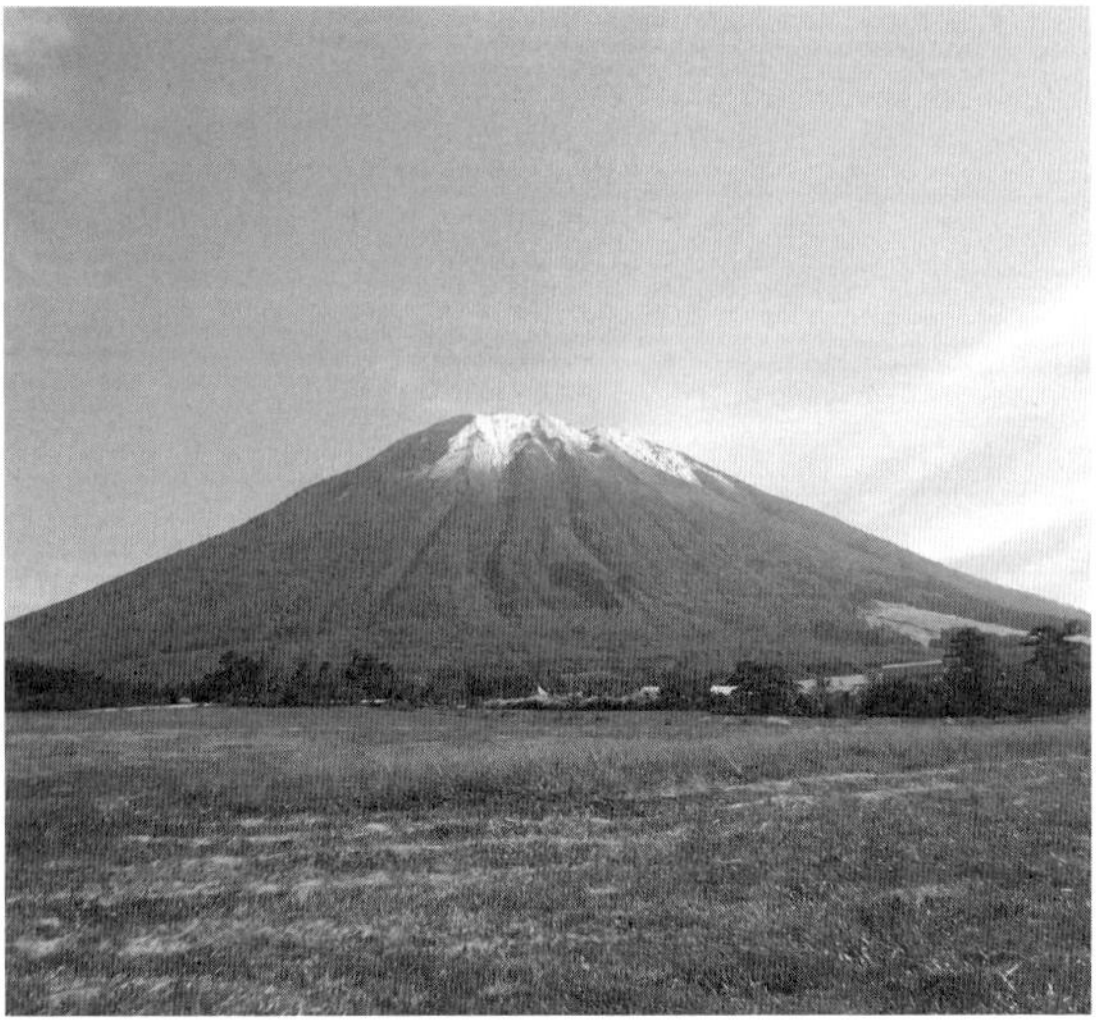

大山の育む豊かな恵みの下で、神話時代からの歴史と最新のリゾート設備を誇る鳥取県大山町。むずむず脚があるときもないときも大山は見守ってくれている。

た。その結果、二〇〇五年にＲＬＳの症状が認められた住民のうち二〇〇七年にもＲＬＳの症状が認められたのは四〇％に過ぎなかった。そして二年間ＲＬＳ症状の続いている住民ではうつ病と不眠症も多いことがわかった。言い換えれば、一度ＲＬＳと診断されても半数以上は二年間のうちに症状がなくなってしまうのだ。一方で二年間ＲＬＳ症状が続いていると、うつ病と不眠症が併発してくる可能性も警告していた。それでは二年間症状がなければ、もう一生むずむず脚の症状は出てこないのか？　残念ながら、その答えは誰にもわからない。むずむず脚症候群は、初めにそれになりやすい体質があり、そこへ後天的な要因がいくつも重なって、最後は脳の鉄分が減少して発病してくる病気である。いったん症状がなくなっても体質は変わらない。後天的な要因が重なれば、症状は再び発現するだろう。

しかし、自分に特有の後天的な要因が明らかになれば、それを避けるように生活することで再発を防ぐことができるかもしれない。そして、むずむず脚への対処の仕方は、知識や情報が増えて経験を多く積むほど効率が良くなってくるだろう。実際にむずむず脚の約半数は二年以内に症状が治まっている。したがって、むずむず脚は一生治らないのかと問われたら、むずむず脚の問題が一生同じように続くことはありませんよ、と答えることはできる。

参考文献

Kagimura T, Nomura T, Kusumi M, et al.: Prospective survey on the natural course of restless legs syndrome over two years in a closed cohort. Sleep Medicine 12: 821-826, 2011

2 メタボにご用心

二〇〇八年の新年早々に、正月気分を吹き飛ばすようなタイトルの論文がアメリカ神経内科学会誌ニューロロジーに公表された。それはハーバード大学から報告された「レストレスレッグス症候群と心血管病の関連」と題する論文で、三四〇〇人の住民調査をしてレストレスレッグス症候群のある住民ではそれのない住民と比べて脳梗塞、心不全、心筋梗塞、狭心症を持つ割合が二倍以上多くなることを明らかにしたものだった。それまで、むずむず脚は病気だとか、いや病気じゃないとか、そんな議論ばかりしていたのを吹き飛ばすような衝撃だった。むずむず脚があると他人よりも二倍以上も脳梗塞や心筋梗塞になるというのだ。

ちなみに高血圧や高脂血症や糖尿病は自覚症状があるから治療するのではない。放置しておくと脳梗塞や心筋梗塞になりやすいから治療するのである。たとえば、六〇歳未満で収縮期血圧が一四〇〜一五九ミリ水銀柱の人は一二〇〜一三九ミリ水銀柱の人と比べて七年間に脳卒中を起こす確率が三倍以上になる。総コレステロール値が二六〇ミリグラム／デシリットル以上の人は一八〇ミリグラム／デシリットル未満の人と比べて三・八倍心筋梗塞で死亡しやすい。糖尿病患者は健常者の三倍以上心筋梗塞を起こしやすく、二〜四倍脳梗塞になりやすい。だから毎年検診をして、数値が基準値を超えると病院を受診するよう勧められるのである。

それなら、むずむず脚も同じじゃないか、放っておいたら脳梗塞や心筋梗塞になるから治療しなきゃダメじゃないか、そう思われることだろう。しかしそう結論するのは早計である。たしかに、高血圧や高コレステロールや高血糖は、放っておいたら血管の動脈硬化が進んで最後には詰まってしまう危険性がある。そう言えるのは、これまでの多くの基礎研究から高血圧と高コレステロールと高血糖が動脈硬化を進めるメカニズムがわかっており、何十年間にわたる縦断的な前向きコホート研究から因果関係も証明されているからだ。一方、今回ＲＬＳと心血管病の関連を明らかにした研究は、ある一時点だけを見た横断的研究なので因果関係まではわからない。すなわち、一回の住民調査から得られたデータの分析からＲＬＳに心血管病が多いことはわかったが、ＲＬＳが心血管病を引き起こすのか、その逆に心血管病がＲＬＳを引き起こすのか、あるいは未知の要因があって、その要因を持っている人にはＲＬＳと心血管病が両方とも独立して起こってくるのか、二つの病気の因果関係まではわからない。

ＲＬＳと心血管病の関連性については、その後もいくつかの大規模な横断的研究で検討が行われ、今やＲＬＳと心血管病に関連性があることは確実となった。さらに、ＲＬＳと肥満、糖尿病、高血圧、脂質異常の関連を示す研究結果も続々と報告されてきた。そして、とうとう二〇一二年九月にＲＬＳがあると心血管病が起きやすいことを証明した前向きコホート研究が報告された。

ＲＬＳ研究の第一人者アーサー・ウォルタースらにより、アメリカ女性看護師健康研究（ＮＨＳ）の中で三年以上ＲＬＳのある女性とＲＬＳのない女性について、二〇〇二年から二〇〇八年にかけて心筋梗塞を発病した割合を比較したら、ＲＬＳのある女性のほうが心筋梗塞を一・八倍多く発病したことがわかった。ＮＨＳとは、女性の健康増進を目的に一九七六年から全米規模で行われている女性看護師を対象とした包括的な健康調査で、現在は約一一万人が二年ごとのインタビュー調査により健康状態を追跡されている。NHSは参加者が医学用語に精通しているので回答が正確で、回収率は毎回九〇%と参加意識の高いことが特徴の精度の高い疫学データである。RLSと心血管病について、これまではRLSにより不眠症になるので、眠れないせいで血圧が上がったり、ストレスが増えて動脈硬化が進み、心血管病が発展すると思われていた。しかし、アーサー・ウォルタースらが睡眠時間を調整してデータを解析したところ、不眠症がなくてもRLSでは心筋梗塞が多くなることが確認された。アーサー・ウォルタースらはRLSでは夜間に脊髄で交感神経細胞が興奮するために、心拍数が上昇するなど心臓の活動が亢進して動脈硬化が進むのではないかと考察している。

ところで、NHSの中ではRLSのない女性でも一〇万人当たり一年で一七二名が心筋梗塞を起こしている。心筋梗塞の危険因子は、一に血圧、二に喫煙、三にコレステロール、四に糖尿病だ。さらに、肥満と運動不足も重大な危険因子である。特に、上半身肥満、糖尿病、高脂血症、高血圧を放置しておくと心筋梗塞による死亡率が高くなり、まさに死の序曲を奏でるという意味合いからこれらの四つの因子は「死の四重奏」と呼ばれている。これからも健康を維持していたいのなら、RLSの患者は特にメタボに気をつけよう。

参考文献

Winkelman JW, Shahar E, Sharief I, et al.: Association of restless legs syndrome and

cardiovascular disease in the Sleep Heart Health Study. Neurology 70: 35-42, 2008
日本高血圧学会高血圧治療ガイドライン作成委員会『高血圧治療ガイドライン二〇〇九』ライフサイエンス出版、東京、二〇〇九
Okamura T, Tanaka H, Miyamatsu N, et al.: The relationship between serum total cholesterol and all-cause or cause-specific mortality in a 17.3-year study of a Japanese cohort. Atherosclerosis 190: 216-223, 2007
日本糖尿病学会『糖尿病治療ガイド二〇一二―二〇一三』文光堂、東京、二〇一二
Walters AS, Rye DB: Review of the relationship of restless legs syndrome and periodic limb movements in sleep to hypertension, heart disease, and stroke. Sleep 32: 589-597, 2009
Innes K, Selfe TK, Agarwal P: Restless legs syndrome and conditions associated with metabolic dysregulation, sympathoadrenal dysfunction, and cardiovascular disease risk: a systematic review. Sleep Medicine Reviews 16: 303-339, 2012
Li Y, Walters AS, Chiuve SE, et al.: Prospective study of restless legs syndrome and coronary heart disease among women. Circulation 126: 1689-1694, 2012
Kaplan NM: The deadly quartet: upper-body obesity, glucose intolerance, hypertriglyceridemia, and hypertension. Archives of Internal Medicine 149: 1514-1520, 1989

3　むずむず脚と付き合う

　あなたがＲＬＳと診断されたら、これからどうすればよいのか。診断される前と後で何か変わるのだろうか。何も変わらないとも言えるし、大きく変わるとも言える。それはあなたの認識次第であろう。

　まず、ＲＬＳがあっても軽症の方や妊娠中の一時的な症状の場合はＲＬＳが睡眠や生活や気分に及ぼす影響が限られたものだったり、一過性のエピソードで終わるので人生を通じて大きな問題になることはない。その場合はＲＬＳと診断されたからといって特に生活は変わらないし、また変える必要もない。一方、中等症以上のＲＬＳを持つ患者では診断されたあとに生活スタイルを変えることでその後の人生全体にも大きな影響を及ぼす可能性がある。もちろん、医者にＲＬＳと診断されてもこれまでの生活スタイルを変える必要はまったくない。むずむず脚が出てきても未来永劫に続くわけではないし、起き上がって歩き回れば消えてゆく。夜にじっとしていると出てくるので寝る前はできるだけ身体を動かして家事をしたり仕事を片づけたりして睡魔が勝るまで起きて活動していればなんとかなる。何よりも最近騒がれるようになるまで脚のむずむずを病気だとは思っていなかったので、知らなければそのままで一生がすんでいたわけである。あえて病気と認識し直して、これから治療し始めるのはどうも納得がゆかない、人は天から授かった生命の奇跡に日々感謝して、与えられた人生を全うするのが務めである、ありのままの自分を受け入れて生活してゆきたい。その考え方には私もまったく賛成である。

しかし一方で、少しでも楽な暮らしがしたい、苦痛からは逃れたい、健康を保ちたい、長生きしたいと願うのも人情であり、快楽への飽くなき欲求が人類を現在まで続く繁栄へと、ひいては医学と医療の発展へと導いたのも事実である。医者からRLSと診断されたときに、自分にはRLSという病気があったのだ、自分は生来RLSになりやすい体質を持っており、それに何らかの後天的な要因が加わってRLSを発病したわけである、それならばとりあえず後天的な要因を取り除いてみよう、こう考えてみたらどうなるのだろう。

まず自分の生活スタイルを見直してみる。RLSでもっとも苦痛なのは、頭と身体は疲れて眠いのに脚の違和感が現れて脚をじっとしておれず眠れないことである。良い睡眠は良い睡眠環境から生まれる。まず睡眠環境を整えることから始めよう。寝る時間を規則正しくして朝は決まった時刻に起きるようにする。寝室は騒音がなく、強い光も入らず、適度な室温を保てる部屋にして、快適な寝具と寝間着を使用する。夜は暗くして体内のメラトニンホルモンが働きやすくし、朝はカーテンを開けて光を浴びてメラトニンホルモンの分解をうながすようにする。寝る前に軽い脚の運動やストレッチを行うと寝るときの症状を和らげることができる。逆に昼間に脚の運動をやりすぎると夜にむずむず脚が悪化する。ベッドに横になってから眠くなるまでの間には読書をして、精神を本に集中するとむずむず脚は出てこない。

脚がむずむずして寝つけないので眠るために寝酒を飲む習慣のある人がいる。寝酒はいったんは酔って寝つきが良くなるが、結局は飲酒しない日よりもひどいむずむず症状で夜中に目が覚めることになる。アルコールはＲＬＳ症状を悪化させる要因であり、特に寝酒は睡眠の後半を覚醒させるので、ＲＬＳ患者には良くない習慣である。まず寝酒を止めよう。コーヒーを毎日たくさん飲むのはどうだろう。カフェインには覚醒を維持したり頭痛を和らげたりする効用があるが、ＲＬＳにとっては症状を増強する物質である。午後や夜にコーヒーを飲む習慣のある人は、それを止めることでＲＬＳ症状を緩和できる。カフェインほど強力で持続的ではないが、ニコチンもＲＬＳ症状を悪化させる物質である。そもそも喫煙には慢性呼吸器疾患、循環器疾患、肺がんなどの重篤な健康被害を誘発する作用があり、ＲＬＳにも良くないので、これを機会に禁煙しよう。

気づかずにＲＬＳを誘発したり増強したりする薬を飲んでいないかチェックしよう。不眠症が続くと気分が滅入ってきて、病院でうつ病と診断されて抗うつ薬が処方されることがある。ほとんどの抗うつ薬はＲＬＳ症状を悪化させるので、抗うつ薬を使う必要がある場合にはＲＬＳを悪化させない薬へ変更してもらうのがよい。抗ヒスタミン剤もＲＬＳ症状を悪化させる。抗ヒスタミン剤はかぜ薬や花粉症、かゆみ止めなどに広く使われているので知らないうちに服薬していることがしばしばある。自分の飲んでいる薬に抗ヒスタミン剤が含まれているかどうか医師や薬剤師に確認しておこう。精神科へ通院している患者には抗精神病薬を長期間服用していることがあるが、抗精神病薬にもＲＬＳを悪化させる作用がある。抗精神病薬は簡単に減量できない場合が多いので、自分が抗精神病薬を飲んでいてＲＬＳが悪化したときには主治医と相談しよう。

食生活ではカフェインとアルコールを控える一方で、鉄分を十分に摂るようにしよう。脳の鉄不足がＲＬＳ症状の発現の原因であり、食事から十分な鉄分を摂って脳に鉄を送ることができれば症状は軽減する。

　続いて、あなたのＲＬＳのことを周囲の人たちにも話してみよう。あなたのＲＬＳが不眠だけの問題ではない場合には、ＲＬＳがあなただけの問題ではなくなってくる。夜だけでなく夕方にじっとしているとむずむず脚が出てきてそのままではいられなくなる人は、友人や家族で過ごす団欒のひとときが苦痛になってくることがある。友人や家族にあなたの症状は理解できないので、立ったり座ったりして落ち着かないあなたを見て、楽しくないのだろうかとか趣味や性格が違う人間なのだと誤解されるかもしれない。しかしあなたが自分にはＲＬＳがあるのでリラックスすると脚にむずむず感が出てきて脚をじっとしておれないのだと説明すれば、友人や家族はあなたの苦痛を理解できるだろう。それでも友人や家族の中にはＲＬＳという病気を理解できない人がいるかもしれない。そのときは、あなたが子供にもわかるようにＲＬＳが脳の病気であること、ありふれた病気であること、脳の鉄不足からドパミン伝達が低下して現れる症状で治療可能な病気であることを相手が理解できるまで説明してあげなければならない。友人や家族が病気のことを理解してくれたなら、旅行では飛行機やバスよりも列車や自家用車のほうが良いこと、劇場や演奏会では最後尾の端の席が良いこと、映画館へは夜よりも午前中に行きたいこと、乗り物での移動も午前中が良いこと、などをすべて納得してくれるだろう。

　夜間や夕方だけでなく、日中にも症状が現れる患者では、問題はプライベートにとどまらない。もっとも大変なのは職場や学校など社会生活の場でＲＬＳが現れる場合の対処である。会議や研修で長時間椅子に腰掛けて人の話をじっと聞いていなければならないときに限ってＲＬＳが出てくるのである。職場でも同僚や上司にあなたのＲＬＳのことを話してみよう。そして会議や研修中に脚を動かしたり、席を立ったりすることを了解してもらおう。あるいは会議を午前中に開催してもらったり、立ったままで議論できるようなスタイルに工夫してもらってもよい。最初は理解できない人たちがいるかもしれないが、あなたは間違ったことは話していない。あなたが周囲の人たちへＲＬＳのことを話すときに、ＲＬＳは治療可能な身体疾患であることを、自信を持って説明してほしい。筆者はＲＬＳを疾患と認識して医療により問題解決を図ることは、個人と家族と社会の福利に資するとの確信のうえにこの本を書いている。ＲＬＳに関する周囲の人の疑問や誤解に対してはこの本の中から回答を見つけていただきたい。ＲＬＳの啓発と教育が進み、社会の大多数の人がＲＬＳに対する共通の認識を持つようになれば、ＲＬＳ患者に配慮した職場環境は最終的には企業や社会の利益にもなると理解されるであろう。自分の脚の症状をＲＬＳと認識して、ＲＬＳを軽減するような生活スタイルに変えて、自分の周囲の人たちにＲＬＳを理解してもらうことで、あなたが背負っている身体と心の苦痛は大きく軽減するだろう。

そして、もう一つの選択肢が薬物治療になる。これは医師の管理の下で行うことになり、中等症以上のＲＬＳがあると診断された場合に適応となる。我が国では二〇一〇年にプラミペキソールが最初のＲＬＳ治療薬として認可され、二〇一二年にガバペンチン・エナカルビルが続き、二〇一三年にはロチゴチンがＲＬＳ治療薬として発売予定である。海外ではそれらにロピニロールを含めた四種類の薬がＲＬＳ治療薬の認可を受けている。薬物治療により約七割の患者でＲＬＳ

の自覚症状は半分以下になる。約三割の患者は薬を使用することでＲＬＳの自覚症状が完全に消失する。そしてほとんどの問題は解決してしまう。また、現状の問題が解決してしまうだけでなく、多くの患者は薬物治療を始めてから、それまでは生理現象と思っていた昼間の眠気がなくなることを自覚する。つまり、これまでは夜間に十分な熟睡がとれていなかったので、睡眠不足になって午後から眠気が現れていたわけだ。さらに、ＲＬＳが出るかもしれないからと参加するのに億劫になっていたレジャーや旅行、長時間じっとしていなければならない会議やコンサートなどにも自信を持って臨むことができるようになる。夜は家族と同じ時間にベッドへ入り、同じようにぐっすりと眠って、朝は陽の光ですっきりと目を覚ます。そして朝食を摂って元気に夕方まで一日働く。夜は眠って昼は働く、当たり前の生活が始まるのだ。

すべての人は幸福な人生を送るためにこの世に生まれてくる。しかし、運悪く病気を患ってしまうと、人生における予定の変更を余儀なくさせられることがある。それでも人は運命を受け入れて、新しい環境の下で自分の居場所を築いて幸せに生きてゆく能力を持っている。きっと人が幸福に生きる潜在能力に限界はないのだろう。一方、運命に抗って病気の影響を最小限にして、予定どおりの人生の航路へ戻れる場合もある。あなたにとってＲＬＳが「病気」であるならば、現代の医療技術はあなたを予定どおりの人生の航路へ戻す輸送船になるだろう。

なぜなら、ＲＬＳは治療可能な身体疾患なのだから。

88002-842 JCOPY

あとがき

二〇〇七年の八月に一週間休暇をとって妻と三人の息子たちの一家五人でニューヨークへ旅行した。中部国際空港を日曜日の午後二時に発ち、一四時間のフライトでブロンクスのラ・ガーディア空港へ到着、マンハッタンのホテルへ入って旅装を解いたのは現地時間で日曜日の午後八時だった。外はまだ明るく、早速観光を開始。何はともあれ摩天楼エンパイアステートビルの展望台へ登り、これから数日間滞在することになるニューヨークの街を見渡した。ぶらぶらと週末の家族連れや観光客で賑わうマンハッタンの街並みを見物しながらホテルへ戻ったのは午後一一時、それからレストランで夕食をとり初日を終えた。

二日目は朝七時にホテルを出てスタチュー・オブ・リバティー・アイランドを目指した。夏休みの観光スポットはどこも長蛇の列で、やっとのことで島までたどり着き、とりあえず自由の女神を背景に家族で記念写真を撮り、再びマンハッタンに戻ったら昼を過ぎていた。そこからウォール街、ニューヨーク証券取引所、グラウンド・ゼロを見学して国連本部へ足を延ばしたところで日が暮れてきた。夕方からは日本で購入しておいたチケットを握り締めて、この旅行のメインイベントであるヤンキースタジアムへ向かった。この年、夏場に強い松井選手は絶好調を迎え、七月の月間ＭＶＰに選ばれていた。子供たちにヤンキースの帽子やMatsuiのＴシャツを着せて応援した甲斐があり、ヤンキースはオリオールズにサヨナラ勝ち。熱狂するヤンキース・

ファンの興奮が私たちにも伝わって、気分は最高にハッピーな夜となった。

　ニューヨーク三日目は火曜日で、すでにそこはビジネスマンが行き交う世界でもっとも忙しい街へ戻っていた。それを観るのもまた一興と、朝の通勤客で混雑する地下鉄に一家で乗り込み、今度はもっともニューヨークらしい場所、タイムズ・スクエアへ向かった。ここが大晦日にカウントダウンをするニューヨークの中心だよ、と子供たちに説明しながら表通りのカフェで朝食を食べた。そのとき、突然一番下の息子が気分が悪いと言い出した。思えばその子は地下鉄の中から元気がなかった。日本から一四時間飛行機に揺られ、現地へ到着したら休むまもなくあちこちへ引っ張りまわされたため、とうとう三日目に体調を崩してしまったのである。無理もない、身体は大きくてもまだ一四歳。こんなハードな旅は初体験である。

　私はその子を連れてホテルへ戻り、ほかの家族には観光を続けさせて、その日は一日部屋で子供を看病することになった。看病といっても、寝ている子供の横についているだけなので、ほかにすることもなくテレビをつけてぼんやりと観ていた。そのときである。レストレスレッグス症候群治療薬プラミペキソールのテレビコマーシャルが目に飛び込んできた。軽快なジャズのリズムに乗ってアニメーションのキャラクターがベッドの上で、ソファで、会議中に、そして飛行機の中で、次々にレストレスレッグス症候群の説明をしてゆく。わずか三〇秒でアニメーションとナレーションがレストレスレッグス症候群の特徴と問題点をとてもわかりやすく解説するのである。

　これを観たとき、私はすっかり感激して、続いて『睡眠泥棒レストレスレッグス・シンドローム』を執筆した故バージニア・ウィルソン女史やアーサー・ウォルタース医師らアメリカでレストレスレッグス症候群の啓発活動に奔走した人たちのことを思い、胸が熱くなった。これこそが彼らが望んでいたことなのだ。脚がむずむずしてじっとしておれないのは自分の頭がおかしいのではなく病気によるものである、効果的な治療法もあると、一人で悩んでいる患者さんに知らせてあげたい。そのために彼らは財団を設立し啓発活動を開始して、「Each one, teach one」（一人が次の一人に教えなさい）を合言葉に地道に診断基準を広めてきた。口コミで、広報誌で、インターネットで、時にはメディアを通じて、過去一〇年で少しずつだが確実にレストレスレッグス症候群の名前と診断基準が一般の人々に広まってきた。そして、ここへきて治療薬を製造販売する製薬企業が疾患啓発のテレビコマーシャルを始めたのである。

あとから知ったのだが、プラミペキソール・コマーシャルのほかに、グラクソ・スミスクライン社からもロピニロールを使ったレストレスレッグス症候群テレビコマーシャルが打たれており、そちらのほうがよりわかりやすい優れたコマーシャルだった。二つの企業が競争してテレビコマーシャルを流した結果、アメリカの多くの人々がレストレスレッグス症候群を知ることになり、疾患啓発の目的は一気に達せられた。

その日、私はホテルの近くにあるドラッグストアへ寄り、子供の薬を買うついでに店員へレストレスレッグス症候群専用のサプリメントがあるか尋ねた。私の目的はドラッグストアの店員がレストレスレッグス症候群を知っているのかどうか、知っているのならどのくらい深く知っているのかを確認することだったが、店員は即座に、あぁレストレスレッグですね、うちには置いてないけれどどこどこの店では扱っていると聞いていますと教えてくれた。つまり、二〇〇七年八月にはニューヨークのドラッグストアの店員はレストレスレッグス症候群を正しく認識していたのである。帰りに寄ったデトロイト空港のドラッグストアでも店員はレストレスレッグス症候群の名前を知っていた。

その後帰国してからアメリカにおける一般の人々へのレストレスレッグス症候群の認知状況を文献やインターネットで調べてみた。そしてそれを追ってゆくうちに、この病気の認知度が高まるにつれてアメリカでは過剰診断の問題、偏見の問題、「病気ビジネス」の問題が新たに生まれてきたことがわかった。現代はあらゆる情報が瞬時に共有されるグローバル社会であるが、レストレスレッグス症候群に関しては、日本と欧米の間には薬事行政と医療習慣と言語の壁があり、アメリカにおける認知状況がただちに日本でも実現するわけではない。レストレスレッグス症候群にかかわらず、欧米発の新しい医療が日本に広く受け入れられるようになるのは通常三～五年、場合によっては一〇年かかることもある。

そう思っていたら、二〇一〇年に最初のレストレスレッグス症候群治療薬プラミペキソールが認可され、二〇一二年には新薬のガバペンチン・エナカルビルとロチゴチンが認可された。いよいよ日本でも製薬企業による疾患啓発活動が本格化してくる。アメリカで見られた過剰診断や病気ビジネス批判が日本でも巻き起こってくるのではないのか。それなら、日本でレストレスレッグス症候群の疾患啓発テレビコマーシャルが流されるようになるまでに、過剰診断をされない、偏見を持たれない、病気ビジネスと批判させない準備を整えておけば、アメリカで生じている問題を回避することができるだろう。

では、どうすればよいのだろう？　それには、まず患者さんがレストレスレッグス症候群を正確に理解するように患者さん自身を教育することだ。そして、患者さんが周囲の人たちへ自分のレストレスレッグス症候群を説明できるようにすることだ。さらに、患者さんが周辺の誤解や偏見に対して毅然と反論できるように、患者さんを理論武装させることだ。そうしておけば、患者さんの周囲には理解者が増えて、周辺の誤解や偏見も大きくならないうちに解消してゆくだろう。そのためには、患者さん向けのアンチ「病気ビジネス」の本を書くのがもっとも効率が良いだろう。そう考えて、アメリカＲＬＳ財団によるウィリス・エクボム病への病名変更の発表に合わせて本書をしたためた。

患者さんが自分のレストレスレッグス症候群のことを周囲の人に自信を持って説明できるようになること、医師はレストレスレッグス症候群を正確に診断すること、製薬企業は治療薬の対象患者を明確にして効果と副作用をバランス良く伝えること、メディアは特別なケースだけを取り上げて実態とかけ離れた報道にならないこと、そしてレストレスレッグス症候群が明らかとなった家族や友人に対して適切な対応が講じられる社会になること、世の中がそんな風になってゆくことを期待して、この本のあとがきとしたい。

著者略歴

久米明人

1957年、愛知県生まれ。名古屋大学医学部卒業後、同大学病院、米国ミシガン大学神経内科、米国系製薬企業などを経て2004年に久米クリニックを開設、むずむず脚症候群の診療を開始した。

2刷　2014年8月20日

第1版発行　2013年1月30日

むずむず脚のカラクリ
ウィリス・エクボム病の登場

（定価はカバーに表示してあります）

検印省略

著者　久米明人

発行者　林　峰子
発行所　株式会社　新興医学出版社
〒113-0033　東京都文京区本郷6丁目26番8号
電話 03(3816)2853　FAX 03(3816)2895

印刷　大日本法令印刷株式会社　ISBN 978-4-88002-842-2　郵便振替　00120-8-191625